Koolhydraatarme recepten kookboek

100 heerlijke maaltijden voor een gezonde levensstijl

Helena Postma

© COPYRIGHT 2024 ALLE RECHTEN VOORBEHOUDEN

Dit document is gericht op het verstrekken van exacte en betrouwbare informatie met betrekking tot het behandelde onderwerp en de kwestie. De publicatie wordt verkocht met het idee dat de uitgever niet verplicht is om boekhoudkundige, officieel toegestane of anderszins gekwalificeerde diensten te verlenen. Als advies nodig is, juridisch of professioneel, moet een ervaren persoon in het beroep worden aangesteld.

Het is op geen enkele manier legaal om enig deel van dit document te reproduceren, dupliceren of verzenden in elektronische vorm of in gedrukte vorm. Het opnemen van deze publicatie is strikt verboden en het opslaan van dit document is niet toegestaan, tenzij met schriftelijke toestemming van de uitgever. Alle rechten voorbehouden.

Waarschuwing Disclaimer, de informatie in dit boek is naar ons beste weten waar en volledig. Alle aanbevelingen worden gedaan zonder garantie van de kant van de auteur of de uitgever van het verhaal. De auteur en uitgever wijzen alle aansprakelijkheid af in verband met het gebruik van deze informatie

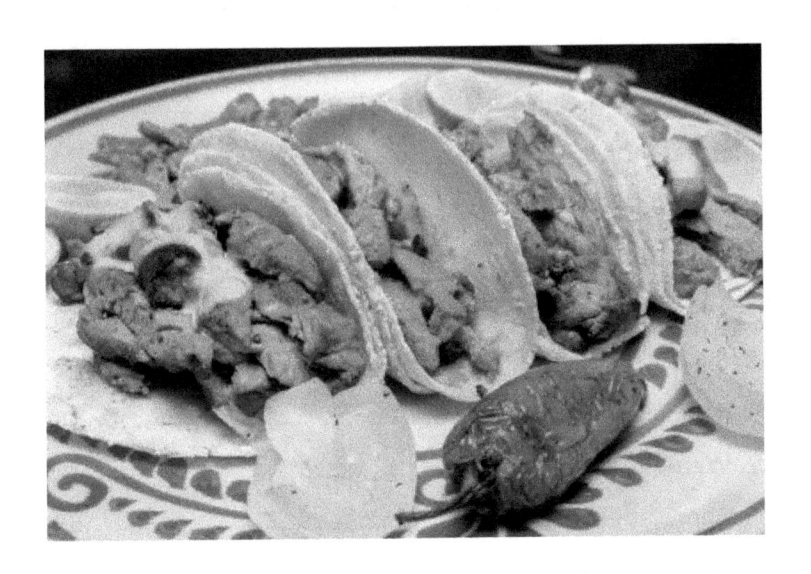

Inhoudsopgave

INVOERING..9
RECEPTEN MET WEINIG KOOLHYDRATEN.........................13
   1. Mojito: het originele recept..13
   2. Opgerolde koekjes: basisrecept................................15
   3. Macaroni met weinig vet en kaas.............................17
   4. Een vegetarisch recept..19
   5. Burgers met romige saus en gefrituurde kool........21
   6. Jezuïetenrecept...24
   7. Chocolade-ijsrecept...26
   8. Poolse Perogies, Zelfgemaakt Recept......................28
   9. Granola Basisrecept..30
   10. Basisrecept Cake...32
   11. Recept voor morieljes...34
   12. Wentelteefjes: Basisrecept.....................................36
   13. Chocoladekoekjesrecept..38
   14. Escalivada: het picknickrecept...............................39
   15. Chocolade Profiteroles - Makkelijk Recept...........41
   16. Tartiflette - Recept van Chalet De Pierres............43
   17. Klassieke Brownies Recept.....................................45
   18. Speculaas, vereenvoudigd recept..........................47
   19. Roerei met basilicum en boter...............................49
   20. Knoflook Kipfilet..51
   21. Varkensvlees Chicharrón A La Mexicana..............53
   22. Kip gevuld met nopales..55

23. Mini Gehaktbrood Met Spek..................................58
24. Kippengaas met kaas...60
25. Keto Taquitos De Arrachera.................................62
26. Keto Mexicaanse visachtergrond........................65
27. Koolhydraatarme kiptaco's.................................67
28. Quinoa-yakimeshi..69
29. Komkommerrolletjes gevuld met tonijnsalade...71
30. Ceviche gevulde avocado's met habanero........73
31. Keto Chocoladetaart...75
32. Marielle Henaine...77
33. Chayotes gevuld met salpicón............................79
34. Kippenbouillon met bloemkoolrijst....................81
35. Koolsalade en kip..83
36. Geroosterde kip met guajillo..............................84
37. Poblano-broccolirijst..86
38. Pompoenen gevuld met romige kipsalade.......88
39. Arracherasalade met fijne kruidenvinaigrette...90
40. Hoe maak je kippengehaktballetjes in Morita Chilisaus. .92
41. Korst gevuld met vlees met nopales..................94
42. Pompoenspaghetti met avocadoroom..............96
43. Bloemkoolomelet met spinazie en serrano chili...98
44. Geroosterde bloemkool met ei en avocado......100
45. Chayote-carpaccio..102
46. Groene Bloemkool Enchiladas Met Kip............104
47. Zee- en landketo-spiesjes..................................107
48. Geroosterde Courgette Met Hüttenkäse..........109

49. Omelet Poblano...111

50. Eierkoek met asperges...113

GEWELDIG KOOLHYDRAATARM RECEPT...115

51. Primitieve Tortilla...115

52. Eiersalade voor het ontbijt..118

53. Kokosmeelpannenkoekjes met macadamianoten.........120

54. Hamburgerpan...123

55. Raap-aardappelkoekjes..126

56. Kom Griekse yoghurt met amandelcrumble................128

57. Frittata met gehakt, boerenkool en geitenkaas.............130

58. Brad-stijl ketoavena vlokken..133

59. Eiermuffins in hamvormpjes..135

60. Speculaas, vereenvoudigd recept...............................137

6 1. Chai-kruidenmix...139

6 2. Roerei met kurkuma..141

6 3. Kokosmelk..143

6 4. Curley-ei-snacks...145

6 5. Wafels met vleessaus..148

DRANKEN EN SMOOTHIES..151

6 6. Koffie met veel vet..151

6 7. Ketogene Proteïne Mocha..153

6 8. Groene smoothie...155

6 9. Bieten-gembersmoothie..157

7 0. Smoothie van wat dan ook.....................................159

7 1. Gouden thee...161

7 2. Kippenbottenbouillon...163

7 3. Notenmelk...166

7 4. Vetarme macaroni met kaas...................................169

DRESSINGS, PATES EN WARME EN KOUDE SAUZEN..............171

7 5. Nep-pindasaus..171

7 6. Primal Kitchen mayonaise dressing en blauwe kaas.....173

7 7. Perfecte Vinaigrette (met varianten).......................175

7 8. "Kaas" van macadamia en bieslook.........................177

7 9. Wortelbladpesto...179

8 0. Boter met chilipeper en spek...................................181

8 1. Kippenleverpaté...183

8 2. Kokosnootboter...186

8 3. Gerookte zalmpaté...188

8 4. Olijf met noten...190

HOOFDGERECHTEN..192

8 5. Carnitas uit de slowcooker......................................192

8 6. Roerei met boerenkool..195

8 7. Nep Cubaanse sandwich...197

8 8. Gehakt van de cavernes met boteramandelen.............200

8 9. Lichte tonijn gestoofd met kruiden-limoendressing.....202

9 0. Gevulde tomaten..205

9 1. De beste gebraden kip..207

9 2. Kipspiesjes..210

9 3. Garnalen- en aspergeschotel..................................213

9 4. Worstjes met boerenkool..216

9 5. Gebakken zalm met dille-aioli................................219

9 6. Kalkoen-koolrolletjes...221

9 7. Knapperige tonijnsalade..223

9 8. Kip gevuld met nopales..225

9 9 . Mini Gehaktbrood Met Spek..228

10 0 . Kippengaas met kaas...230

CONCLUSIE..232

INVOERING

Naast pure suiker zijn te veel koolhydraten verantwoordelijk voor ongewenste gewichtstoename met groeiende love handles. Een reden dat low carb een aanhoudende trend is. Het low carb dieet (vertaald: weinig koolhydraten) gaat over een drastische vermindering van koolhydraten in de voeding. Want alleen wanneer de inname van suiker en koolhydraten wordt verminderd, valt het lichaam terug op zijn energiereserves (vetkussentjes) en zorgt zo voor gewichtsvermindering bij een vermeend gebrek aan voedsel.

Om van de impopulaire love handles af te komen, is het dieet met recepten met geen of minder koolhydraten bijzonder effectief. Er moet echter wel worden opgemerkt dat bestaande vetweefselcellen zich alleen tijdens het dieet leegmaken en daarna in het lichaam blijven. Als u te snel terugvalt in uw oude, ongezonde eetpatroon, zult u zichzelf snel weer aanvullen.

Welke voedingsmiddelen zijn toegestaan bij een koolhydraatarm dieet?

Zodra je eet volgens de low carb methode, d.w.z. het aantal koolhydraten in het voedsel wordt verminderd, kan het aandeel vet en eiwit dat niet in dezelfde mate in het lichaam wordt opgeslagen, tegelijkertijd worden verhoogd. In tegenstelling tot andere vormen van dieet is er geen calorietekort dat gepaard gaat met een hongergevoel. Meer vetten en eiwitten zorgen ook voor een langer verzadigd gevoel. Ga dus niet hongerig rondlopen, maar vervang suiker en koolhydraten door eiwitrijke, koolhydraatarme gerechten.

Deze voedingsmiddelen moet u vermijden

De volgende voedingsmiddelen zijn de grootste boosdoeners voor ongewenste gewichtstoename. Naast elke vorm van suiker, zijn dit aardappelen, rijst en alle producten gemaakt van tarwemeel zoals pasta, pizza en brood. Hun ongecontroleerde consumptie wordt merkbaar wanneer ze te hoog worden geconsumeerd, omgezet in suiker, als een impopulaire en vaak constant groeiende vetreserve.

Daarnaast moet men alle vormen van honing en suiker, jam, Nutella, alle zoetigheden, kunstmatige zoetstoffen en industrieel geproduceerde sappen in koolhydraatarme gerechten vermijden. In het geval van granen en groenten moeten aardappelen, rijst, alle tarwemeelproducten zoals pizza, brood, gebak, taarten en noedels, en alle industrieel vervaardigde eindproducten worden vermeden. Ook een paar bijzonder zetmeelrijke voedingsmiddelen zoals bananen, maïs, pastinaken, zoete aardappelen, erwten en muesli worden niet per se aanbevolen.

Hoe goed is een koolhydraatarm dieet en hoe voorkom je het jojo-effect?

Als je het gevreesde jojo-effect van snelle gewichtstoename na het afslankdieet wilt vermijden, is een algemene verandering in de eetgewoonten waar je zo van bent gaan houden onvermijdelijk. Ook de aanpassing van het eetgedrag aan de leeftijd speelt een belangrijke rol. Op oudere leeftijd bouwt het lichaam, in tegenstelling tot op jongere leeftijd, sneller uitgebreide vetreserves op door hormonale veranderingen. Een strikte kortetermijnswitch naar koolhydraatarm doet hier wonderen. Voedingsdeskundigen raden echter af om een permanent, strikt dieet volgens de specificaties van koolhydraatarm te volgen. Om het jojo-effect te vermijden, raden ze daarna een uitgebalanceerd dieet aan met ongeveer 50% koolhydraten. Zo hoef je niet de hele tijd zonder je geliefde brood, aardappelen en heerlijke pasta te zitten.

RECEPTEN MET WEINIG KOOLHYDRATEN

1. Mojito: het originele recept

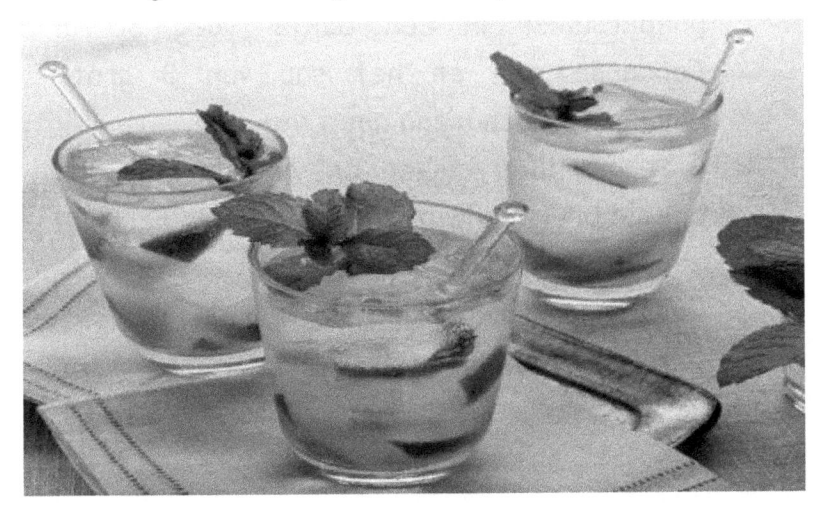

INGREDIËNTEN

- 20 muntblaadjes.
- poedersuiker.
- Cubaanse rum
- 3 groene citroenen.
- bruisend water

VOORBEREIDING

1. Plet 20 muntblaadjes met 5 eetlepels poedersuiker in een bakje, voeg 30 cl Cubaanse rum en het sap van 3 grote limoenen toe en meng goed.
2. Giet het in 6 glazen en vul aan met een beetje bruisend water (bijvoorbeeld Perrier) en wat gemalen ijs.
3. Garneer met muntblaadjes.

2. Opgerolde koekjes: basisrecept

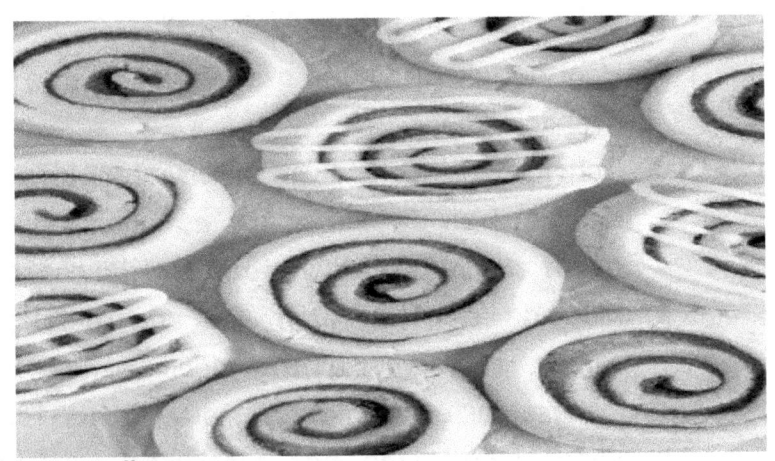

INGREDIËNTEN

- 120 g suiker + 1 tl. met koffie.
- 4 eieren
- 120 g bloem.
- 25 g gesmolten boter

VOORBEREIDING

1. Verwarm de oven voor op 7/210°.
2. Haal de lekbak uit de oven en leg er een vel bakpapier op.
3. Scheid de eidooiers van de eiwitten, klop de eidooiers en de suiker tot het mengsel wit wordt en voeg de bloem toe terwijl u roert.
4. Klop de eiwitten stijf met de theelepel suiker, roer voorzichtig door, schep het mengsel los en voeg de gesmolten boter toe.
5. Verdeel het deeg met een spatel over het bakpapier, zodat er een rechthoek ontstaat.
6. Bak gedurende 8 minuten, haal het koekje uit de oven, leg het met het bakpapier op het werkblad en dek het af met een vochtige doek.
7. Laat het 10 minuten staan, verwijder de theedoek, draai het koekje om, rol het op en wikkel het in folie tot gebruik.

3. Macaroni met weinig vet en kaas

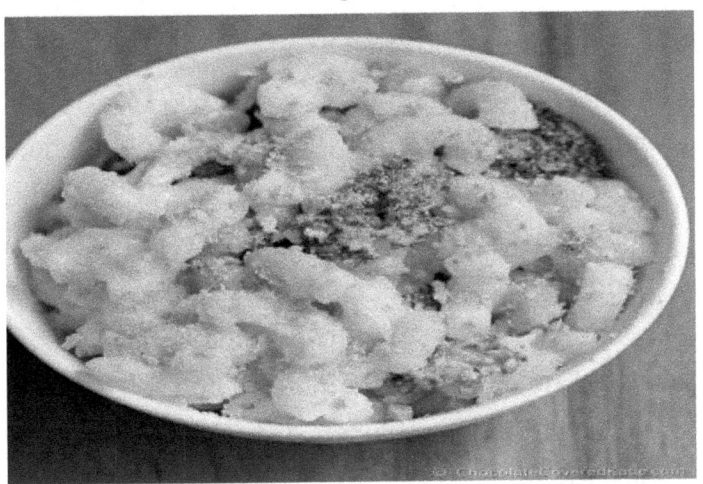

INGREDIËNTEN

- .1 1/2 tl macaroni, gekookt en uitgelekt.
- 1 kleine ui, gesnipperd.
- 9 plakjes, 2/3 oz sterke magere cheddar kaas.
- 1 blikje van 340 ml ingedampte magere melk.
- 1/2 tl. kippenbouillon met weinig natrium.
- 2 1/2 eetlepel(s) eetlepel bloem van tarwe rond
- .1/4 theelepel worcestersaus.
- 1/2 theelepel droge mosterd.
- 1/8 theelepel(s) peper.
- 3 eetlepel(s) paneermeel.
- 1 eetlepel(s) margarine, zacht

VOORBEREIDING

1. Een diepe ovenschaal bespoten met plantaardige olie spray, verspreid 1/3 van de macaroni, 1/2 van de uien en kaas. Herhaal de lagen, eindigend met macaroni. Klop melk, bouillon, bloem, mosterd, worcestersaus en peper tot gemengd. Giet over de lagen. Meng broodkruimels en margarine, en strooi eroverheen. Bak onafgedekt op 375 graden gedurende 30 minuten tot het heet is en borrelt.

4. Een vegetarisch recept

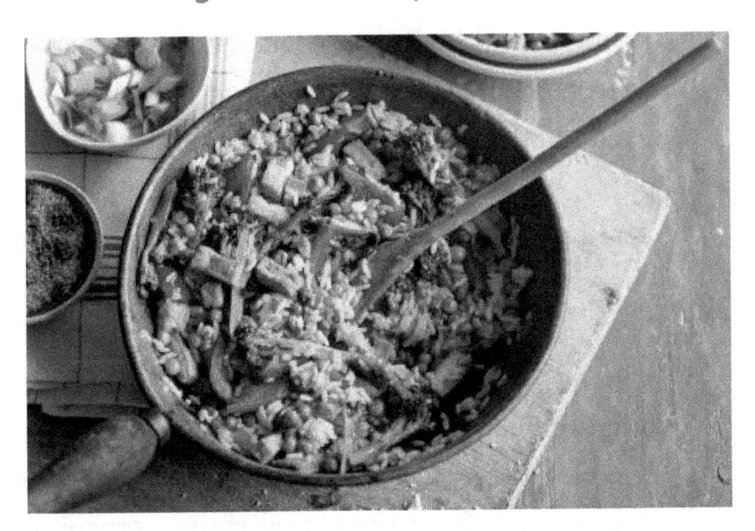

INGREDIËNTEN

- .2 uien.
- 2 wortels.
- 1 pastinaak.
- 1 venkel
- .250 g granen.
- olijfolie.
- kurkumazout, peper.
- pompoenpitten

VOORBEREIDING

1. Bruin op middelhoog vuur: gesneden uien , voeg kurkuma toe naar wens, peper goed, voeg dan 2 wortels toe (hier 1 violette, 1 gele), 1 pastinaak, 1 in blokjes gesneden venkel, zout en peper, kook, af en toe roerend op tijd
2. Kook 1 pakje ontbijtgranen van 250 g in kokend gezouten water (bijvoorbeeld bulgurquinoa van Monoprix, dat in 10 minuten gaar is), giet af, doe in een slakom, breng op smaak met 2 eetlepels olijfolie, strooi de groenten eroverheen en bestrooi met geroosterde pompoenpitten. Laat 3 minuten in een pan staan.

5. Burgers met romige saus en gefrituurde kool

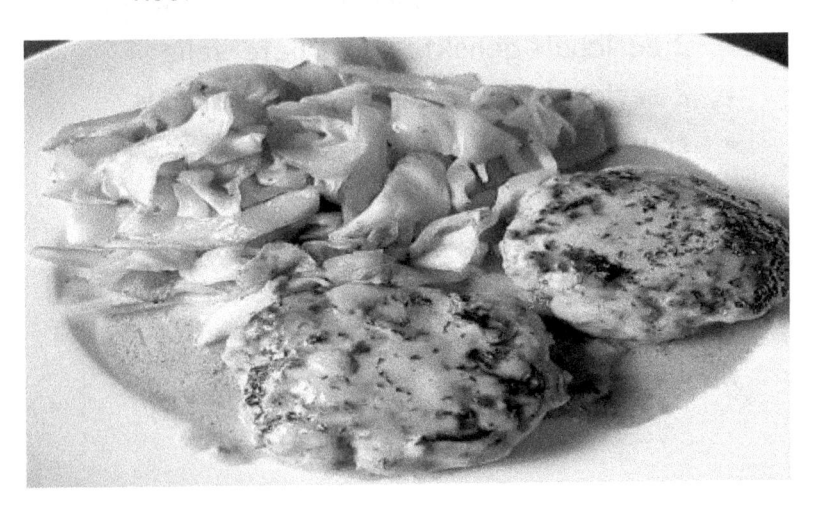

INGREDIËNTEN

- Hamburgers
- 650 g gehakt (gemalen)
- 1 ei
- 85 gram fetakaas
- 1 tl. Zout
- ¼ tl gemalen zwarte peper
- 55 g (220 ml) verse peterselie, fijngehakt
- 1 el olijfolie, om in te bakken
- 2 eetlepels boter, om te bakken

saus

- 180 ml room (of slagroom) om op te kloppen
- 2 eetlepels gehakte verse peterselie
- 2 eetlepels tomatenpuree of ajvarsaus
- zout en peper

Gebakken groene kool

- 550 g geraspte witte kool
- 85 gram boter
- zout en peper

Instructies

Roomburgers:

1. Meng alle ingrediënten voor de hamburgers en maak er acht, die langer zijn dan breed.
2. Bak ze op middelhoog vuur in boter en olijfolie gedurende minimaal 10 minuten of totdat de burgers een heerlijke kleur krijgen.
3. Voeg de tomatenpuree en de slagroom toe aan de pan als de burgers bijna klaar zijn. Meng en laat de room koken.
4. Strooi er voor het serveren gehakte peterselie over.

Groene kool gebakken in boter:

1. Snijd de kool in reepjes of gebruik een keukenmachine.
2. Smelt de boter in een koekenpan.
3. Bak de geraspte kool op middelhoog vuur gedurende minimaal 15 minuten of totdat de kool de gewenste kleur en textuur heeft.
4. Regelmatig roeren en het vuur iets lager zetten tegen het einde. Op smaak brengen.

6. Jezuïetenrecept

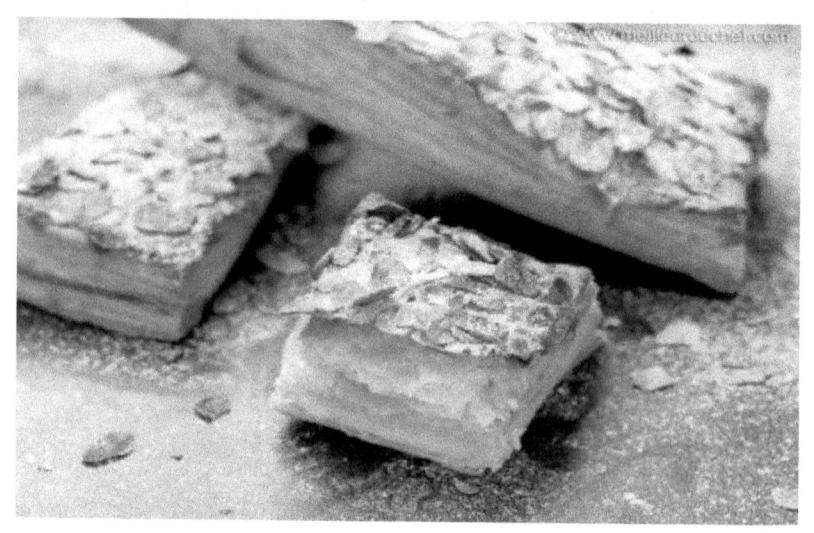

INGREDIËNTEN

- .50 g amandelpoeder.
- 50 g suiker.
- 50 gram boter
- .1 ei.
- 1 likeurglas(en) rum

VOORBEREIDING

1. Maak twee dunne bladerdeegreepjes van 12 cm breed.
2. Garneer met een dun laagje amandelcrème.
3. Maak beide randen nat met water met een borstel. Plaats de tweede rol erbovenop, druk de randen aan om ze te lassen.
4. Bruin het oppervlak met het ei en strooi er amandelpoeder overheen. Snijd de zo verkregen strook in driehoeken, leg ze op een bakplaat en bak ze in een hete oven.
5. Bestrooi met poedersuiker als je het uit de oven haalt. Laat de boter zacht worden tot crème, voeg de amandelen en suiker tegelijk toe.
6. Werk krachtig met een garde om een schuimige samenstelling te verkrijgen. Voeg het hele ei toe, dan de rum.

7. Chocolade-ijsrecept

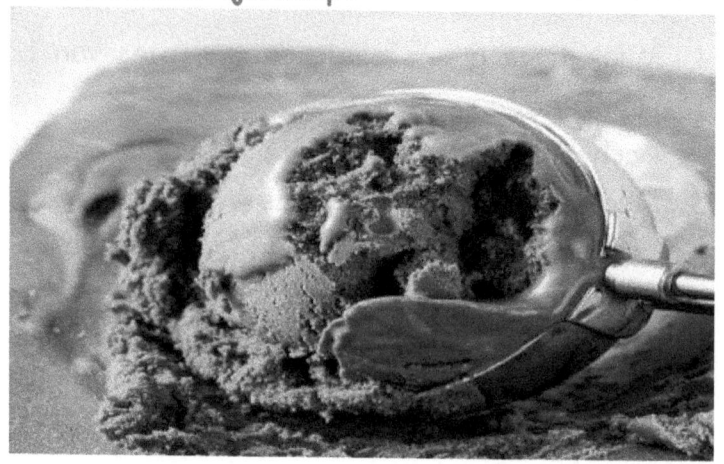

INGREDIËNTEN

- .6 eidooiers.
- 200 g suiker.
- 1/2 l melk
- .300 ml vloeibare zure room.
- 100 g ongezoete cacao

VOORBEREIDING

1. Zo maak je jouw chocolade-ijsrecept:
2. Breng de melk aan de kook.
3. Klop de dooiers met 150 gram suiker tot het mengsel wit wordt.
4. Voeg de cacao toe en meng.
5. Giet de melk er langzaam bij, al roerend tot een zeer vloeibare bereiding. Verwarm het geheel op laag vuur zodat het dikker wordt (zonder het te koken).
6. Laat het sap afkoelen.
7. Klop de room en de rest van de suiker krachtig op. Voeg de bereiding toe aan het sap. Turbine

8. Poolse Perogies, Zelfgemaakt Recept

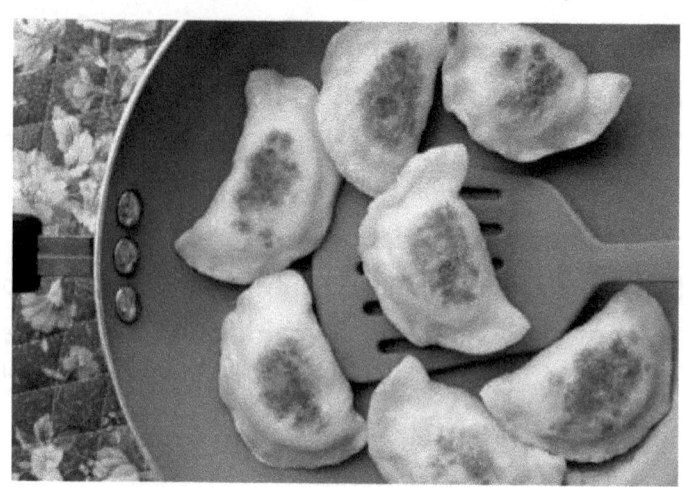

INGREDIËNTEN

- .2 pond uitgelekte kwark of kaaskosten.
- 10 theelepels water.
- 1 tl. licht geroosterd broodkruim.
- 3 eetlepel(s) olie
- .4 grote eieren, geklopt.
- 1 1/2 theelepel(s) zout.
- 2 tl bloem, voor alle doeleinden, plus genoeg om het deeg te bereiden

VOORBEREIDING

1. Prak de kaas in een middelgrote kom met een vork. Voeg de eieren, ½ tl. zout, bloem toe en meng tot een pasta. Rol het deeg uit op een met bloem bestoven plank en verdeel het in 4 stukken. Verdeel elk stuk in een rechthoek van 12 '' lang en 2 '' breed. Snijd elk stuk diagonaal om ongeveer 10 stukken te maken. Breng het water aan de kook en voeg 1 tl. desel toe. Zet het vuur lager zodat het water licht kookt en dompel een derde van de ravioli erin. Laat sudderen, onafgedekt, tot ze weer omhoog komen. Haal ze eruit met een schuimspaan en laat ze uitlekken. Herhaal dit totdat alle donuts gaar zijn. Serveer met een beetje geroosterd broodkruim.
2. Voor ongeveer 40 perogies.

9. Granola Basisrecept

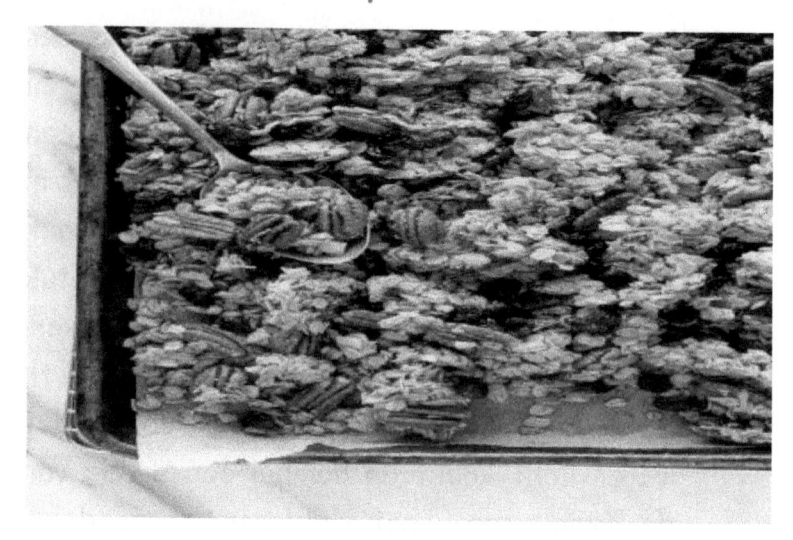

INGREDIËNTEN

- .300 g havermout.
- 100 g hele amandelen.
- 100 g zonnebloempitten.
- 100 g pompoenpitten.
- 50 g sesamzaadjes.
- 50 g gedroogde druiven
- .10 cl heet water.
- 50 g vloeibare honing.
- 4 eetlepel(s) koudgeperste zonnebloemolie.
- 1 theelepel vanillepoeder.
- 1 beetje zeezout

VOORBEREIDING

1. Zet de oven op 5/150°.
2. Doe de havermout, zaden, amandelen, rozijnen, zout en vanille in een kom.
3. Meng het hete water, de honing en de olie en giet het in de kom.
4. Roer tot de vloeistof is opgenomen en verdeel het mengsel vervolgens over de bakplaat met bakpapier.
5. Kook gedurende 30 tot 45 minuten, af en toe roeren. Laat afkoelen en zet opzij in een doos.

10. Basisrecept Cake

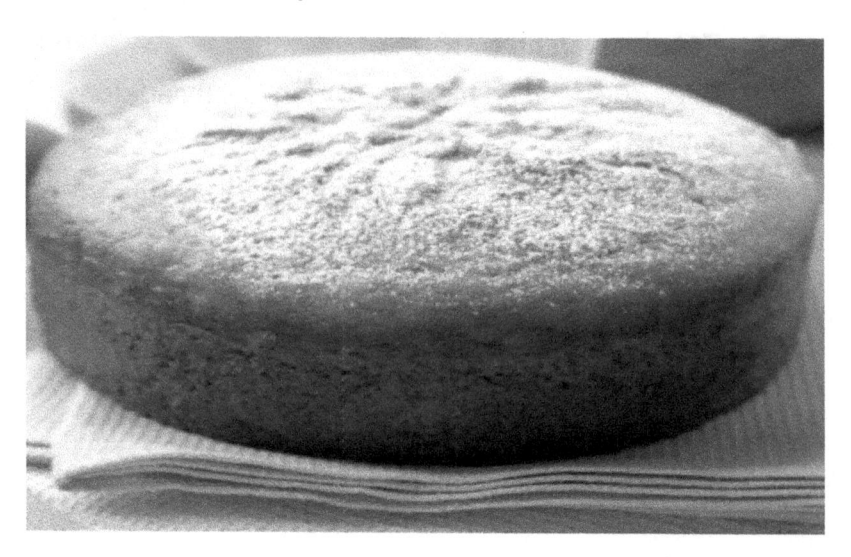

INGREDIËNTEN

- .100 g pure chocolade.
- 200 g boter + 1 noot.
- 100 g suiker + 1 klein beetje.
- 4 eieren. 100 g bloem
- .50 g maizena.
- 30 g ongezoete cacao.
- 1 afgestreken theelepel bakpoeder.
- 1 theelepel vanillepoeder of kaneel

VOORBEREIDING

1. Zet de oven op 6/180°.
2. Bestrijk een pan met boter en bestrooi met een beetje suiker.
3. Smelt de in stukjes gebroken chocolade en de boter in de magnetron of au bain-marie.
4. Klop de eieren en de suiker tot het mengsel wit wordt en meng het met de gesmolten chocolade en boter.
5. Voeg de bloem, maizena, cacao, bakpoeder, vanille of kaneel toe. Je kunt dit deeg mengen met een keukenmachine of mixer.
6. Giet het in de vorm en bak het 30 tot 40 minuten in de oven. Een mespunt die in het midden gestoken is, moet er bijna droog uitkomen.
7. Haal de cake uit de vorm en laat hem afkoelen op een rooster.

11. Recept voor morieljes

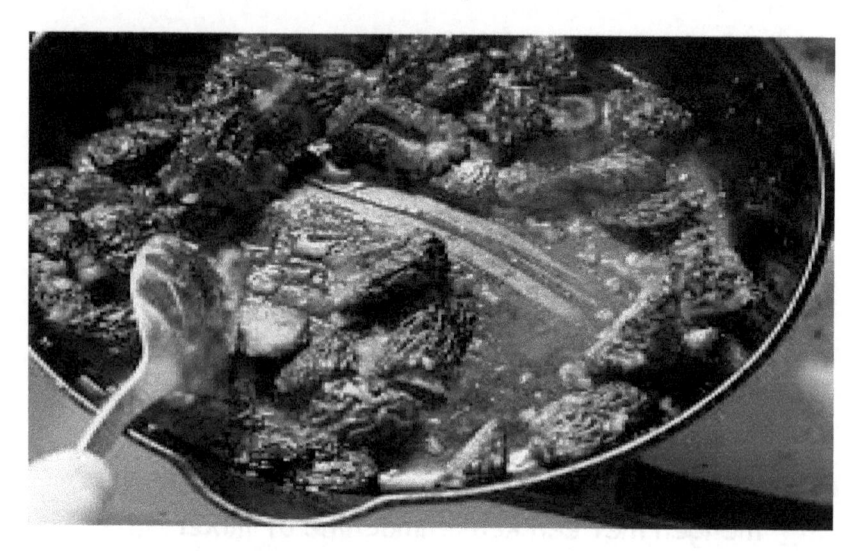

INGREDIËNTEN

- .250 g morieljes.
- 2 kalfsniertjes.
- 400 g kalfsvlees.
- 75 g boter.
- 5 cl cognac
- .15 cl zure room.
- 4 vol-au-vent.
- grof zout.
- gemalen peper

VOORBEREIDING

1. Verwijder het aardse gedeelte van de morieljes, spoel ze af in meerdere waterlagen, laat ze uitlekken en droog ze in absorberend papier.
2. Spoel de zwezeriken af onder koud stromend water, blancheer ze 5 minuten in gezouten water en laat ze uitlekken.
3. Snijd de niertjes open, snijd ze in blokjes en bak ze in 25 gram hete boter gedurende 8 minuten.
4. Flambeer met de helft van de cognac.
5. Snijd de kalfszwezeriken in stukken en bak ze 3 minuten in 25 gram hete boter.
6. Flambeer met de rest van de cognac, voeg de helft van de crème fraîche toe en verwarm gedurende 1 minuut.
7. Bak de morieljes 10 minuten in de rest van de boter, laat ze uitlekken en voeg de rest van de room toe.
8. Doe de drie ingrediënten in een pan, voeg zout en peper toe en verwarm gedurende 3 minuten op laag vuur.
9. Leg de warme bereiding in de voorverwarmde korsten en serveer warm.

12. Wentelteefjes: Basisrecept

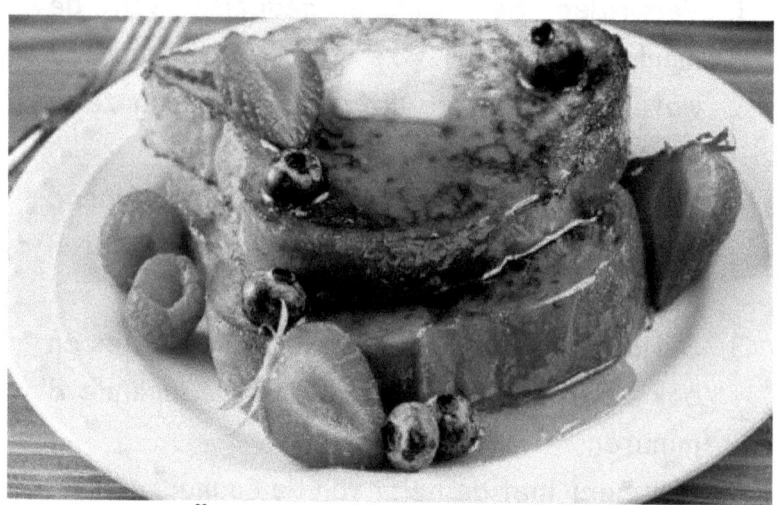

INGREDIËNTEN

- .50 cl melk.
- 150 g suiker.
- 1 vanillestokje.
- 3 eieren
- .kaneelpoeder.
- 50 g boter.
- 10 sneetjes sandwichbrood, oud stokbrood brioche

VOORBEREIDING

1. Verwarm de melk, de suiker en de vanille, gehalveerd en uitgeschraapt, in een pannetje en laat 10 minuten afgedekt trekken.
2. Klop de eieren met een beetje kaneel tot een omelet.
3. Smelt de helft van de boter in een pan, doop de helft van de sneetjes brood in de melk, daarna in de losgeklopte eieren en bak ze in de pan aan beide kanten 6 tot 10 minuten. Herhaal de handeling voor de rest van de sneetjes. Serveer direct.

13. Chocoladekoekjesrecept

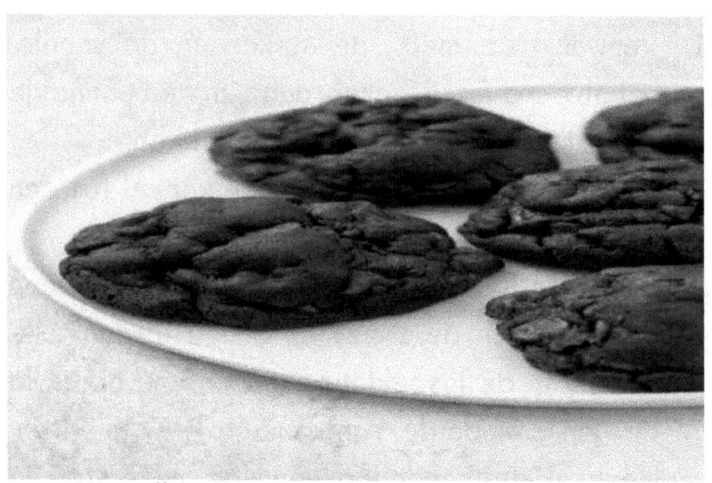

INGREDIËNTEN

- 200 gram chocolade.
- 125 gram suiker
- 125 g amandelpoeder.
- 3 eiwitten

VOORBEREIDING

1. Verwarm de oven voor op 180 °C.
2. Smelt de chocolade op laag vuur.
3. Klop de eiwitten stijf, blijf kloppen en voeg de suiker en het amandelmeel toe.
4. Roer de chocolade erdoor.
5. Maak kleine hoopjes op een bakplaat.
6. Bak gedurende 15 minuten.
7. Geniet van je kleine chocoladekoekjes!

14. Escalivada: het picknickrecept

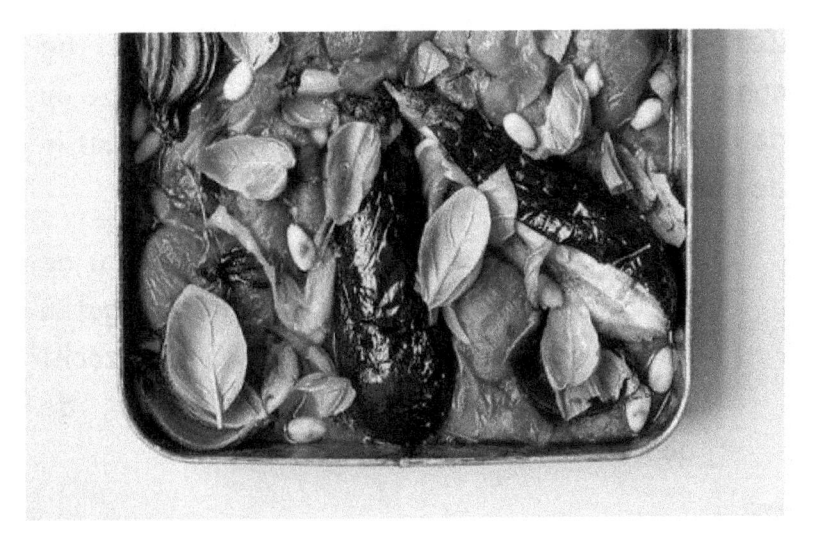

INGREDIËNTEN

- .2 aubergines.
- 2 courgettes.
- 1 groene paprika.
- 1 rode paprika
- .6nieuwe uien.
- 2 dl banyulsazijn
- 2 dl olijfolie.
- zout

Om te serveren:

- .geroosterde sneetjes brood
- .ansjovisfilets in olijfolie

VOORBEREIDING

Zet de oven aan op 210 °C (th. 7). Spoel de aubergines, courgettes en paprika's af en leg ze op de uien zonder ze te schillen. Schuif de bakplaat in de oven. Tel

1. Tussen de 30 en 50 minuten, waarbij u de groenten regelmatig omdraait en in de gaten houdt: de aubergines zijn gaar als ze zacht zijn onder de druk van uw vinger, de paprika's en uien als de schil bruin is.

Schil

1. Als de groenten lauw zijn, snijdt u de paprika's en aubergines in lange reepjes en de uien en courgettes in de lengte doormidden.

Wegzetten

1. De groenten in een slakom of een luchtdichte doos. Bedek ze met olie en azijn. Zout en meng voorzichtig. Serveer de escalivada op kamertemperatuur of koud, vergezeld van geroosterde sneetjes brood en ansjovisfilets.

15. Chocolade Profiteroles - Makkelijk Recept

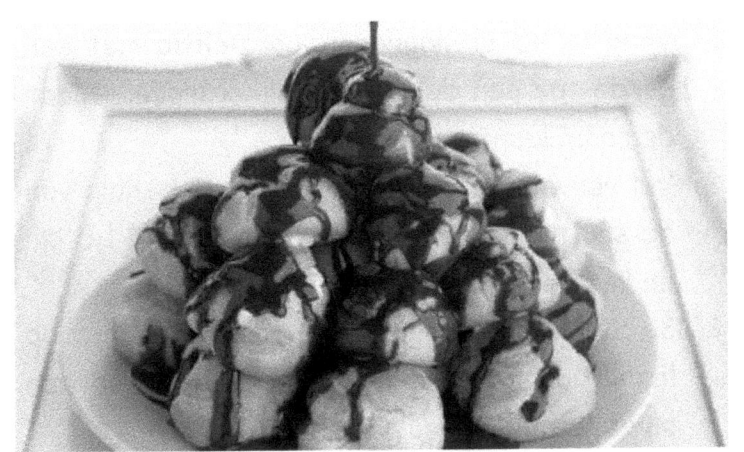

INGREDIËNTEN

- .voor 40 kleine ronde kolen.
- een 1,5 cm-aansluiting.

voor de banketbakkersroom:.

- vla
- .è 15 cl slagroom.

voor de chocoladesaus :.

- 150 g pure chocolade.melk

VOORBEREIDING

1. Voeg de 15 cl slagroom voorzichtig met een garde toe aan de banketbakkersroom, zodat de room luchtiger wordt.
2. Vul vervolgens de 40 soezen met behulp van de spuitzak met een spuitmondje van 1,5 cm en zet ze in de koelkast.
2. 3. Smelt de chocolade in een pannetje op laag vuur en voeg melk toe, totdat er een goed gebonden saus ontstaat.
3. Leg de kool in een piramidevorm in een schaal en giet er lauwe saus overheen.
4. Je chocolade profiteroles zijn klaar, eet smakelijk!
5. Ontdek onze receptenselectie: feestelijke chocolade recepten, chocoladetaart recepten, zoetigheden recepten ...

16. Tartiflette - Recept van Chalet De Pierres

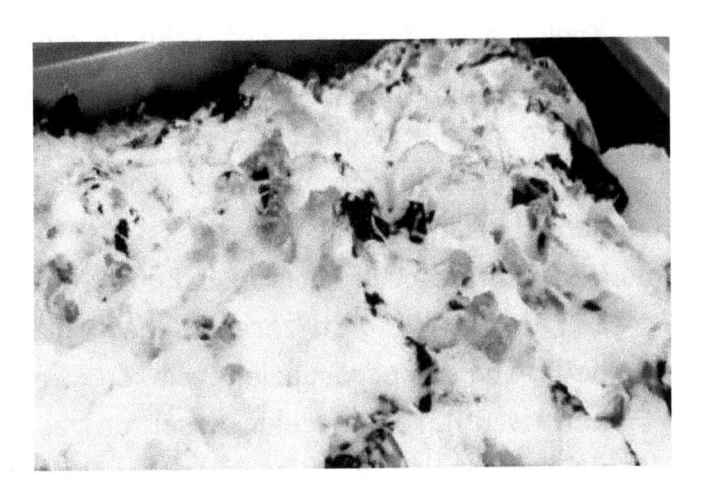

INGREDIËNTEN

- 1 kg aardappelen 1 ui.
- 200 g spekjes 1 boerenreblochon
- 1 eetlepel(s) crème fraîche (optioneel).
- 1 eetlepel(s) plantaardige olie (zonnebloem, pinda)
- 10 g boter

VOORBEREIDING

1. Kook de aardappelen met schil in een pan met kokend water.
2. Pel en snijd ondertussen de ui, fruit deze in hete olie en voeg het spek toe. Bak het geheel bruin, roer regelmatig.
3. Verwarm de oven voor op 8/220 °. Beboter een gratin (of gietijzeren) schaal, giet de helft van de aardappelen erin en voeg de helft van het uien-spekmengsel, de rest van de aardappelen en de rest van het uien-spek toe.
4. Maak het oppervlak egaal, voeg de room toe (optioneel) en plaats de hele reblochon in het midden. Maal peper en zet in de oven tot de bovenkant van de tartiflette mooi bruin is. Serveer direct.

17. Klassieke Brownies Recept

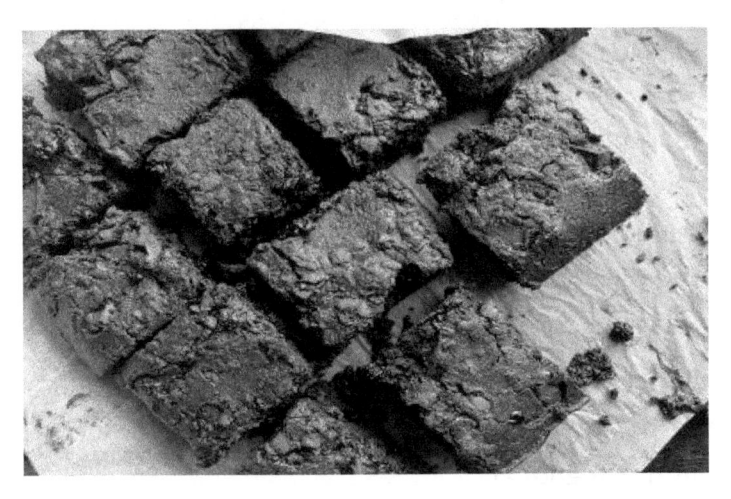

INGREDIËNTEN

- .125 g boter.
- 150 g suiker.
- 4 eieren.
- 125 gram chocolade
- .50 g bloem.
- gist.
- suiker ijs

VOORBEREIDING

1. Verwarm de oven voor op thermostaat 6 - 7 (180° -200°).
2. Smelt de boter in een pannetje op heel laag vuur.
3. Meng de gesmolten boter met de suiker in een kom.
4. Voeg de eieren toe.
5. Smelt de in blokjes gesneden chocolade in een pannetje op laag vuur en voeg deze toe aan het mengsel.
6. Voeg de bloem, het zout en het bakpoeder toe.
7. Alles goed mengen (50 slagen)
8. Doe het mengsel in een goed ingevette vorm. Het beste is om een vierkante keramische vorm te gebruiken van ongeveer 20 x 25 centimeter.
9. Zet 30 tot 35 minuten in de oven. De brownie mag niet te gaar worden.
10. Laat afkoelen, bestrooi met poedersuiker zodat de witte bovenkant er mooier uitziet en snijd in vierkante stukken (bijvoorbeeld van 2 bij 2 centimeter).

18. Speculaas, vereenvoudigd recept

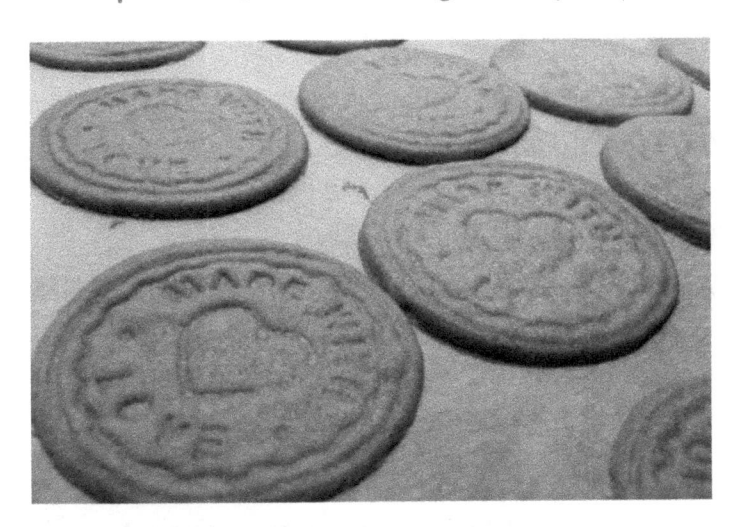

INGREDIËNTEN

- .250 g boter.
- 350 g bloem, gezeefd.
- 200 g bruine suiker
- .5g zuiveringszout.
- 1 ei.
- 1 eetlepel zout

VOORBEREIDING

1. Voor de bereiding van speculoos is een wachttijd van 12 uur vereist.
2. Meng 40 gram bloem, bakpoeder en zout in een eerste bakje.
3. Smelt de boter.
4. Doe het in een tweede bakje, voeg de bruine suiker, het ei toe en meng krachtig. Voeg dan de resterende bloem toe terwijl je roert. Meng alles en laat 12 uur in de koelkast staan.
5. Na de wachttijd van 12 uur smeert u de bakplaten in met boter.
6. Rol het deeg uit, zorg dat het minimaal dik is (maximaal 3 millimeter) en snijd het uit met behulp van vormpjes naar keuze.
7. Bak het geheel 20 minuten en houd het bakproces goed in de gaten.
8. Het is het beste om de speculoos te laten afkoelen voordat u hem eet!

19. Roerei met basilicum en boter

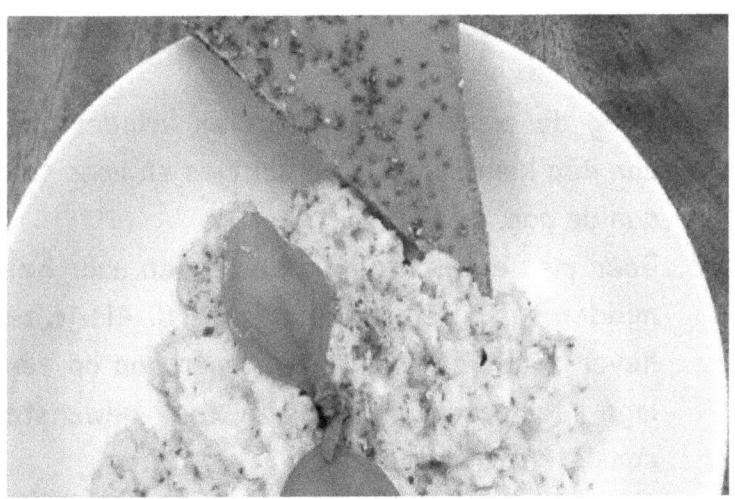

INGREDIËNTEN

- 2 eetlepels boter
- 2 eieren
- 2 eetlepels room (of room) om op te smeren
- zout en gemalen zwarte peper
- 80 ml (38 g) geraspte cheddar kaas
- 2 eetlepels verse basilicum

VOORBEREIDING

1. Smelt de boter in een koekenpan op laag vuur.
2. Voeg de eieren, room, kaas en kruiden toe aan een kleine kom. Klop lichtjes en voeg toe aan de pan.
3. Roer met een spatel van de randen naar het midden tot de eieren zijn geroerd. Als je ze liever zacht en romig hebt, roer dan op een lage temperatuur tot ze de gewenste consistentie hebben.
4. Maak het gerecht af door de basilicum erover te strooien.

20. Knoflook Kipfilet

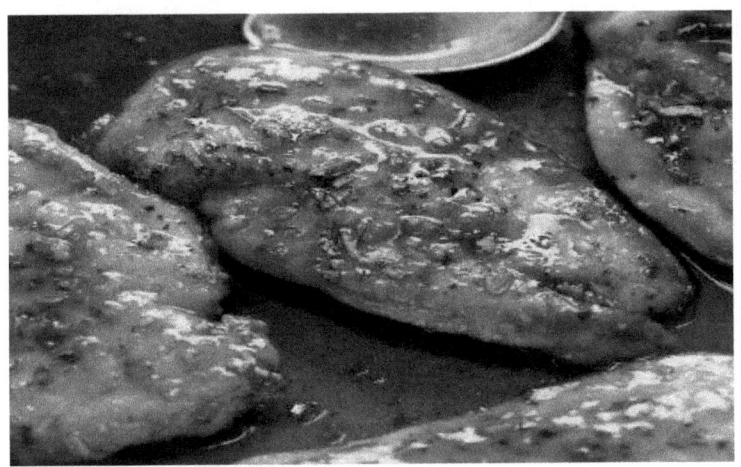

INGREDIËNTEN

- 2 kopjes olijfolie
- 4 eetlepels knoflook, in dunne plakjes gesneden
- 1 kopje guajillo chilipeper, in plakjes gesneden
- 4 kipfilets
- 1 snufje zout
- 1 snufje peper
- 1/4 kopje peterselie, fijngehakt, ter garnering

VOORBEREIDING

1. Voor de knoflook, meng in een kom de olie met de knoflook, de guajillo chili, de kip en laat 30 minuten marineren. Reserveren.
2. Verhit een koekenpan op middelhoog vuur, voeg de kip met de marinade toe en bak ongeveer 15 minuten op middelhoog vuur of tot de knoflook goudbruin is en de kip gaar is. Breng op smaak met zout en peper. Serveer en garneer met gehakte peterselie.

21. Varkensvlees Chicharrón A La Mexicana

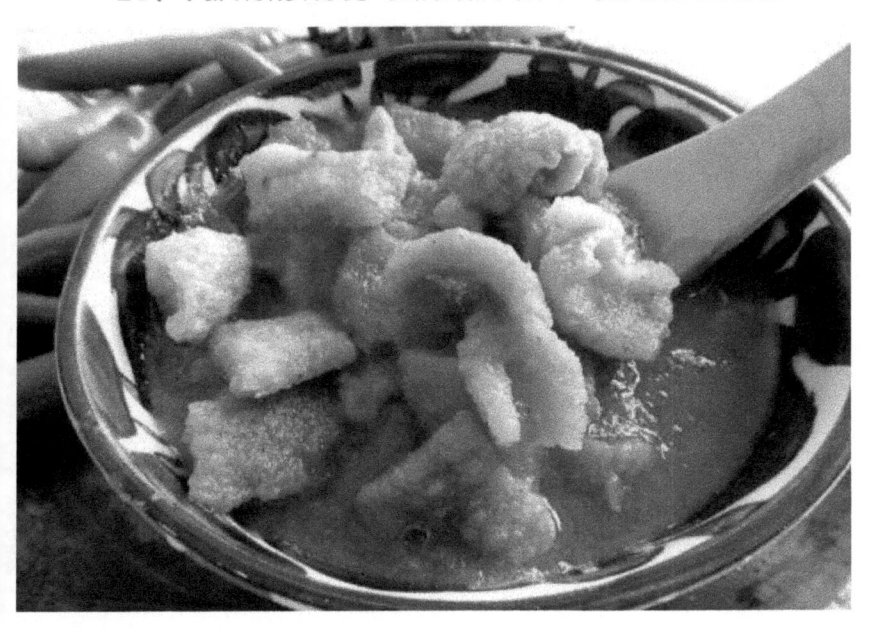

INGREDIËNTEN

- 1 eetlepel olie
- 1/4 ui, gefileerd
- 3 serranopepers, in plakjes gesneden
- 6 tomaten, in blokjes gesneden
- 1/2 kopje kippenbouillon
- 3 kopjes varkenszwoerd
- genoeg zout
- genoeg peper
- voldoende verse koriander, in blaadjes, om te decoreren
- genoeg bonen, uit de pot, om te begeleiden

- genoeg maïstortilla's, om te begeleiden

VOORBEREIDING

1. Bak in een diepe koekenpan de ui en chili met een beetje olie tot ze glimmen. Voeg de tomaat toe en bak 5 minuten, voeg de kippenbouillon toe en laat het koken. Voeg de varkenszwoerd toe, breng op smaak met zout en peper, bedek de korianderblaadjes en bak 10 minuten.
2. Serveer en garneer met korianderblaadjes.
3. Serveer met potbonen en maïstortilla's.

22. Kip gevuld met nopales

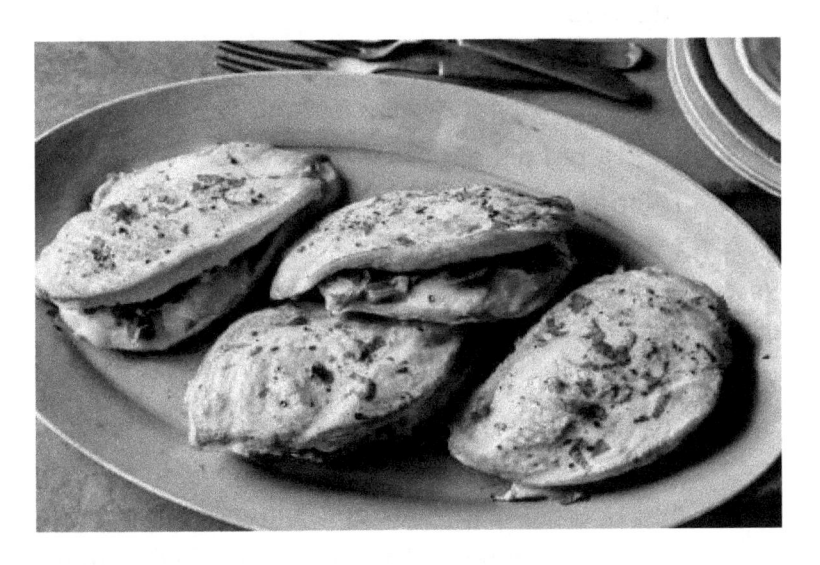

INGREDIËNTEN

- 1 eetlepel olie
- 1/2 kopje witte ui, gefileerd
- 1 kopje nopal, in reepjes gesneden en gekookt
- genoeg zout
- genoeg oregano
- genoeg peper
- 4 kipfilets, platgeslagen
- 1 kopje Oaxaca-kaas, geraspt
- 1 eetlepel olie, voor de saus
- 3 teentjes knoflook, fijngehakt, voor de saus
- 1 witte ui, in achten gesneden, voor de saus

- 6 tomaten, in vieren gesneden, voor de saus582
- 1/4 kopje verse koriander, vers, voor de saus
- 4 guajillo-pepers, voor de saus
- 1 eetlepel piment, voor de saus
- 1 kopje kippenbouillon, voor de saus
- 1 snufje zout, voor de saus

VOORBEREIDING

1. Voor de vulling verhit je een pan op middelhoog vuur met de olie, bak je de ui met de nopales tot ze geen kwijl meer afgeven, breng je het geheel op smaak met zout, peper en oregano. Reserveren.
2. Leg de kipfilets, gevuld met de nopales en Oaxaca-kaas, op een plank, rol ze op, kruid ze met zout, peper en een beetje oregano. Zet ze indien nodig vast met een tandenstoker.
3. Verhit een grill op hoog vuur en bak de kiprolletjes tot ze gaar zijn. Snijd de rolletjes en bewaar ze warm.
4. Voor de saus, verhit een pan op middelhoog vuur met de olie, bak de knoflook met de ui tot je een gouden kleur krijgt, voeg de tomaat, de koriander, de guajillo chili, de

piment, de korianderzaadjes toe. Kook gedurende 10 minuten, vul met de kippenbouillon, breng op smaak met zout en kook nog 10 minuten. Laat licht afkoelen.

5. Meng de saus tot je een homogeen mengsel krijgt. Serveer op een bord als spiegel, leg de kip erop en geniet.

23. Mini Gehaktbrood Met Spek

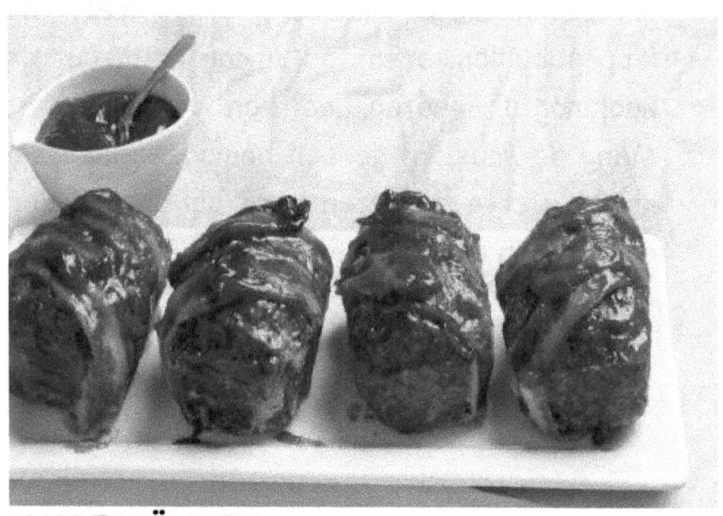

INGREDIËNTEN

- 1 kilo rundergehakt
- 1/2 kopje gemalen brood
- 1 ei
- 1 kopje ui, fijngehakt
- 2 eetlepels knoflook, fijngehakt
- 4 eetlepels ketchup
- 1 eetlepel mosterd
- 2 theelepels peterselie, fijngehakt
- genoeg zout
- genoeg peper
- 12 plakjes spek
- genoeg ketchupsaus, om te lakken
- genoeg peterselie, om te versieren

VOORBEREIDING

1. Verwarm de oven voor op 180 °C.
2. Meng in een kom het gehakt met het paneermeel, het ei, de ui, de knoflook, de ketchup, de mosterd, de peterselie, het zout en de peper.
3. Neem ongeveer 150 g van het vleesmengsel en vorm het met behulp van je handen in een cirkelvorm. Wikkel het in spek en leg het op een ingevette bakplaat of bakpapier. Bestrijk de bovenkant van de cupcakes en spek met ketchup.
4. Bak gedurende 15 minuten of totdat het vlees gaar is en het spek goudbruin is.
5. Serveer met peterselie, salade en pasta.

24. Kippengaas met kaas

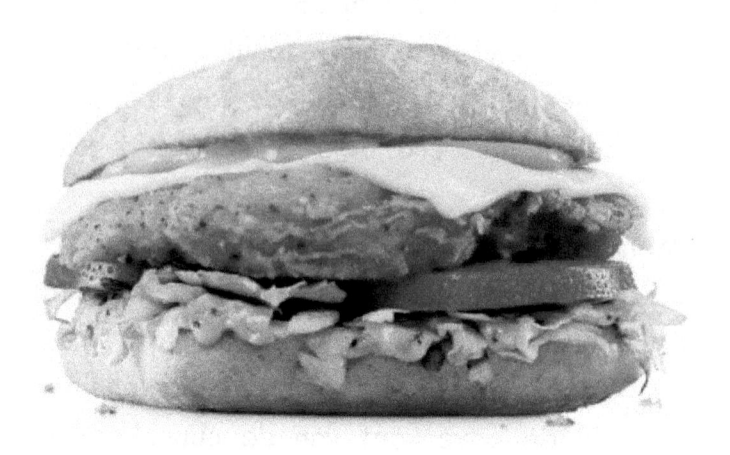

INGREDIËNTEN

- 1/2 kopje chorizo, verkruimeld
- 1/2 kopje spek, gehakt
- 2 eetlepels knoflook, fijngehakt
- 1 rode ui, in stukken gesneden
- 2 kipfilets, zonder vel, zonder bot, in blokjes gesneden
- 1 kopje champignons, gefileerd
- 1 gele paprika, in stukken gesneden
- 1 rode paprika, in stukken gesneden
- 1 paprika, oranje, in stukken gesneden
- 1 pompoen, in halve maantjes gesneden
- 1 snufje zout en peper
- 1 kopje Manchego-kaas, geraspt

- om te proeven van maïstortilla's, om te begeleiden
- naar smaak saus, om te begeleiden
- naar citroensmaak, om te begeleiden

VOORBEREIDING

1. Verhit een koekenpan op middelhoog vuur en bak de chorizo en spek tot ze goudbruin zijn. Voeg de knoflook en ui toe en bak tot ze glazig zijn. Voeg de kip toe, breng op smaak met zout en peper en bak tot ze goudbruin zijn.
2. Zodra de kip gaar is, voeg je de groenten één voor één toe, en laat je ze een paar minuten koken voordat je de volgende toevoegt. Voeg als laatste de kaas toe en kook nog 5 minuten zodat deze smelt, en breng de kruiden aan.
3. Serveer de draadjesvleesreepjes heel heet, met maïstortilla's, salsa en citroen.

25. Keto Taquitos De Arrachera

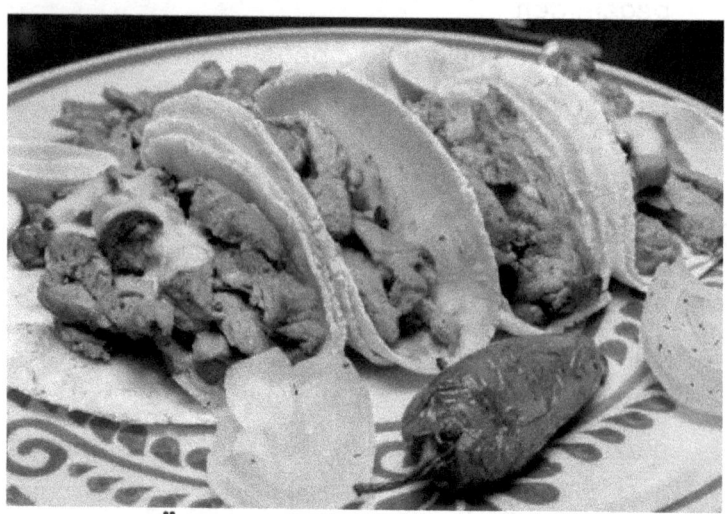

INGREDIËNTEN

- 3/4 kopje amandelmeel, 40 g, gezeefd, voor de tortilla
- 1 kopje San Juan® eiwit, 375 ml
- 1 theelepel bakpoeder, 3 g, gezeefd voor de omelet
- naar smaak zout, voor de omelet
- naar smaak peper, voor de omelet
- genoeg kookspray, voor de omelet
- 1/4 ui, voor de saus
- 1 teentje knoflook, voor de saus
- 1/2 kopje komkommer, zonder schil of zaadjes, in blokjes, voor de saus
- 2 avocado's, alleen het vruchtvlees, voor de saus

- 2 stuks serranopeper, zonder staart, voor de saus
- 3/4 kopjes korianderblaadjes voor de saus
- 3 eetlepels groene munt, blaadjes, voor de saus
- 3 eetlepels citroensap, voor de saus
- 3 eetlepels water, voor de saus
- naar smaak zout, voor de saus
- naar smaak peper, voor de saus
- 2 eetlepels olijfolie, voor het vlees
- 1/2 kopje ui, in reepjes, voor het vlees
- 500 gram flank steak, in middelgrote reepjes
- naar smaak zout, voor het vlees
- naar smaak peper, voor het vlees
- genoeg rode ui, ingelegd, om te begeleiden
- naar smaak serranopeper, in plakjes gesneden, om te begeleiden
- genoeg korianderblad, om te begeleiden

VOORBEREIDING

1. Meng met behulp van een ballon het amandelmeel met het San Juan® eiwit in een kom en het bakpoeder tot het geheel is gemengd. U zult merken dat het eiwit lichtjes luchtig wordt. Breng op smaak met

zout en peper en meng het geheel tot het geheel goed gemengd is.
2. Doe een beetje kookspray in een Teflon pan (bij voorkeur de grootte die je wilt maken voor de tortilla's), voeg een beetje mengsel toe en kook op laag vuur, wanneer het oppervlak kleine belletjes begint te krijgen, draai de tortilla om met een spatel en kook nog een paar minuten. Herhaal dit tot het mengsel op is. Bewaar het warm tot gebruik.
3. Voor de saus, meng de ui met knoflook, komkommer, avocado's, serranopeper, koriander, munt, citroensap, water, zout en peper tot het gemengd is. Bewaar tot gebruik.
4. Giet olijfolie in een hete pan, fruit de ui tot deze glazig is en bak de flank steak 8 minuten op middelhoog vuur. Breng op smaak met zout en peper.
5. Maak je taco's klaar! Smeer de saus op een tortilla, leg de flank steak in reepjes, serveer met ingelegde ui, serranoham en koriander.

26. Keto Mexicaanse visachtergrond

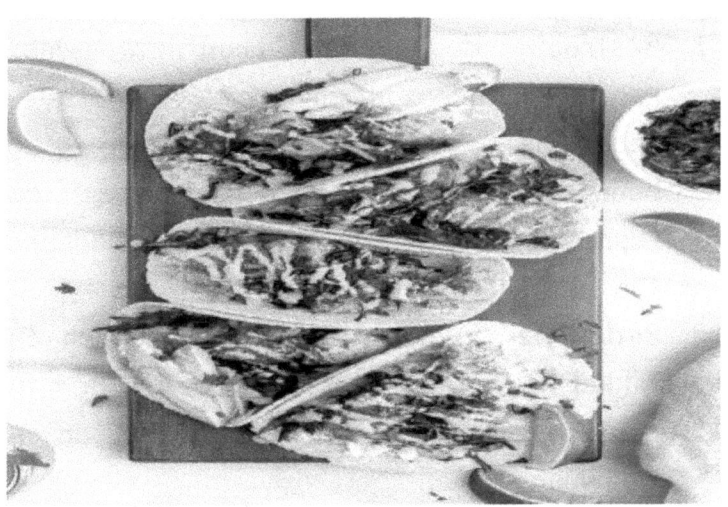

INGREDIËNTEN

- 4 rode poonfilets, elk 280 g
- naar smaak knoflookpoeder
- naar smaak van zout
- naar smaak peper
- 2 paprika's, in reepjes gesneden
- 2 cuaresmeño chilipepers, fijngehakt
- genoeg epazote, in bladeren
- genoeg bananenblad, geroosterd
- 2 stukjes avocado, voor de guacamole
- 3 eetlepels citroensap, voor de guacamole
- 1/4 kopje ui, fijngehakt, voor de guacamole
- 2 eetlepels koriander, fijngehakt, voor de guacamole
- 2 theelepels olie

VOORBEREIDING

1. Bestrooi de rode poonfilets met knoflookpoeder, zout en peper.
2. Leg de rode poonfilets op de bananenbladeren en voeg de peper, de cuaresmeñopeper en de epazotebladeren toe.
3. Bedek de vis met de bananenbladeren en wikkel hem in een soort tamale. Leg hem in een stoommand en laat hem 15 minuten op laag vuur stomen.
4. Prak de avocado in een kom met behulp van een vork tot een puree, voeg het citroensap en de ui toe, breng op smaak met zout, peper en koriander en meng.
5. Serveer op een bord, met guacamole erbij. Smakelijk.

27. Koolhydraatarme kiptaco's

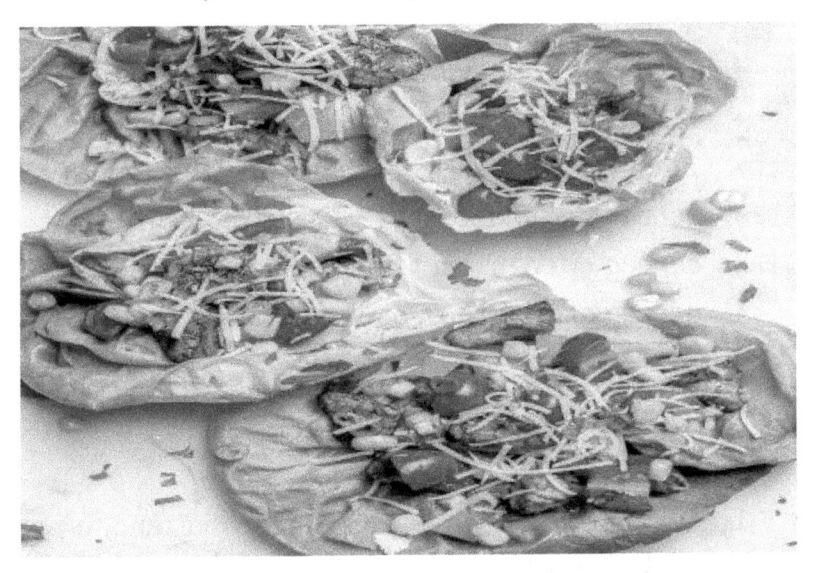

INGREDIËNTEN

- 1/2 kopje pompoen, Italiaans, in plakjes
- 1 kopje amandelmeel
- 2 eetlepels maizena
- 4 eieren
- 1 1/2 kopje melk
- naar smaak van zout
- genoeg Nutrioli® spray olie, voor de tortilla's
- voldoende Nutrioli® spray-olie, om de fajitas te sauteren
- 1 kopje ui, in blokjes gesneden
- 2 kopjes kip, in blokjes

- 1/2 kopje groene paprika, in blokjes gesneden
- 1/2 kopje rode paprika, in blokjes gesneden
- 1/2 kopje gele paprika, in blokjes gesneden
- 1 kopje Manchego-kaas, geraspt
- genoeg koriander, om te versieren
- genoeg citroen, om te begeleiden
- genoeg groene saus, om erbij te serveren

VOORBEREIDING

1. Meng de pompoen, amandelmeel, maïzena, ei, melk en zout.
2. Doe de Nutrioli® Spray Oil in een antiaanbakpan en vorm de tortilla's met behulp van een lepel. Bak ze 3 minuten aan elke kant. Reserveer.
3. Doe de Nutrioli® Spray Oil, de ui, de kip, het zout en de peper in een koekenpan en bak op middelhoog vuur gedurende 10 minuten.
4. Voeg de paprika's toe en bak 5 minuten. Voeg de kaas toe en bak tot deze gesmolten is.
5. Vorm de taco's, garneer met koriander en serveer met citroen en groene saus.

28. Quinoa-yakimeshi

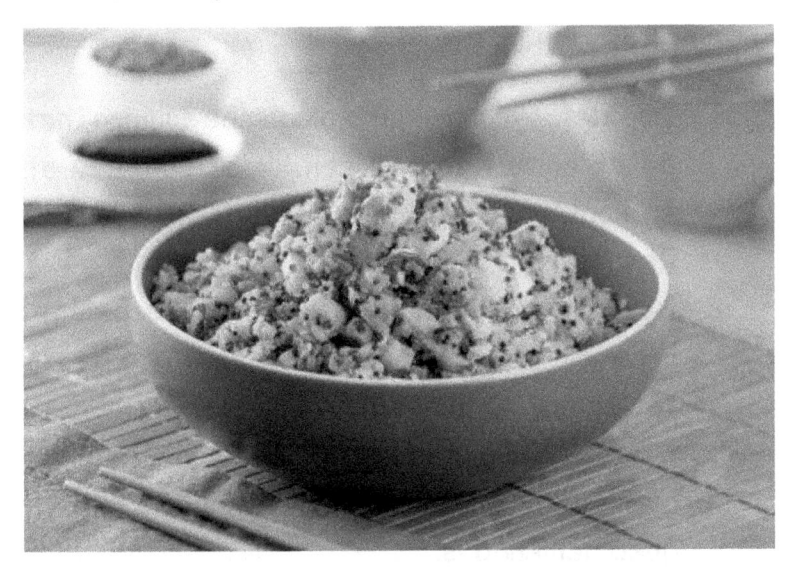

INGREDIËNTEN

- 1 kopje biologische driekleurige quinoa van Goya
- 1 1/2 kopje water
- naar smaak van zout
- 1 eetlepel olijfolie
- 1 eetlepel bieslook
- 1 eetlepel ui
- 1/2 kopje wortel
- 1/2 kopje pompoen
- 1 1/2 kopje kip
- 1 ei
- 1/4 kopje sojasaus

- genoeg bieslook, om te versieren

VOORBEREIDING

1. Doe de Goya tricolor biologische Quinoa, het water en het zout in een kleine pan. Dek af en kook op laag vuur gedurende 20 minuten. Reservering.
2. Doe de olijfolie in een frituurpan, voeg de ui, bieslook, wortel en pompoen toe. Voeg de kip toe en bak 10 minuten.
3. Maak een cirkel in het midden van de pan en giet het ei erin. Roer tot het ei gestold en goed gemengd is.
4. Voeg de biologische Goya tricolor Quinoa en de sojasaus toe en meng.
5. Garneer met bieslook en serveer warm.

29. Komkommerrolletjes gevuld met tonijnsalade

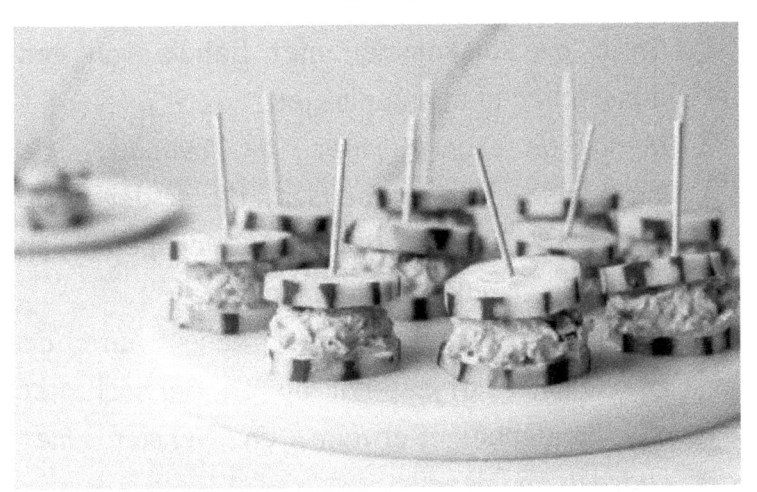

INGREDIËNTEN

- 1 komkommer
- 1 kopje tonijn uit blik, uitgelekt
- 1 avocado, in blokjes gesneden
- 1/4 kopje mayonaise
- 1 eetlepel citroensap
- 1/4 kopje selderij
- 2 eetlepels gemalen chipotle-chili
- 1 cuaresmeñopeper, fijngehakt
- genoeg zout
- genoeg peper

VOORBEREIDING

1. Snijd de komkommer met behulp van een dunschiller in dunne plakjes.
2. Meng de tonijn met de avocado, de mayonaise, het citroensap, de selderij, de gemalen chipotle, de cuaresmeñopeper en breng op smaak met zout en peper.
3. Leg wat tonijn op een van de komkommerslatjes, rol op en herhaal met alle anderen. Serveer en versier met cuaresmeño peper.

30. Ceviche gevulde avocado's met habanero

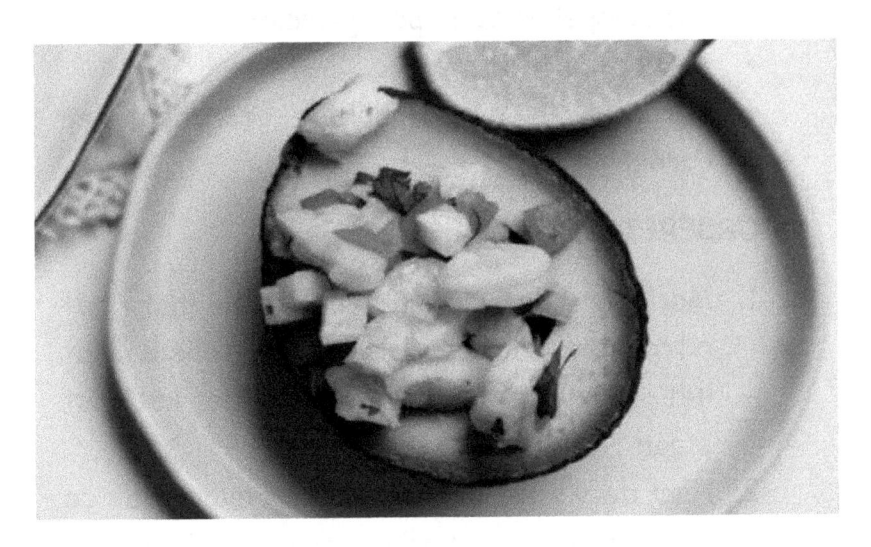

INGREDIËNTEN

- 400 gram witte vis, in blokjes gesneden
- 1/2 kopje citroensap
- 1/4 kopje sinaasappelsap
- 1/2 eetlepel olijfolie
- 1 komkommer, met schil, in blokjes
- 2 tomatillos, in blokjes gesneden
- 1 tomaat, in blokjes gesneden
- 2 habanero pepers, fijngehakt
- 1/4 rode ui, fijngehakt
- 1/2 kopje ananas, in blokjes gesneden
- 1/4 kopje verse koriander, fijngehakt
- 1 eetlepel appelazijn

- 1/2 theelepel zout
- 1 theelepel witte peper, gemalen
- 2 Avocado's uit Mexico
- 1 radijs, in dunne plakjes gesneden, ter garnering

VOORBEREIDING

1. Marineer de vis in een kom met het citroensap, sinaasappelsap en olijfolie en laat het ongeveer 20 minuten in de koelkast staan.
2. Haal de vis uit de koelkast en meng met de komkommer, tomatillo, tomaat, habanero peper, rode ui, ananas, koriander, appelazijn en breng op smaak met zout en witte peper.
3. Snijd de avocado's doormidden, verwijder de pit en de schil, vul elke helft met de ceviche en garneer met radijsjes.

31. Keto Chocoladetaart

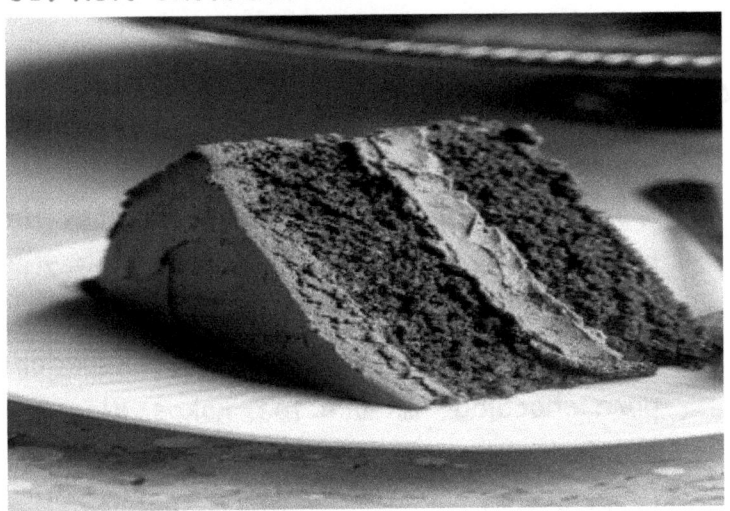

INGREDIËNTEN

- 10 eieren
- 1 1/4 kopje monniksvrucht
- 1 kopje kokosmeel
- 1 kopje cacao
- 1/2 kopje kokosmelk
- 1 eetlepel zuiveringszout
- 1 eetlepel bakpoeder
- 1 kopje pure chocolade, gesmolten
- 1/2 kopje kokosolie, gesmolten
- genoeg kokosolie, om in te vetten
- genoeg cacao, voor de schimmel
- 1/2 kopje kokosmelk
- 1 kopje pure chocolade
- 1 kopje amandelen, gefileerd, ter decoratie
- 1 kopje framboos, ter decoratie

- genoeg chocolade, in schaafsel, om te versieren

VOORBEREIDING

1. Verwarm de oven voor op 170 °C.
2. Klop in een blenderkom de eieren met de monniksvrucht tot ze in omvang zijn verdubbeld, voeg geleidelijk het kokosmeel, cacao, kokosmelk, baking soda, bakpoeder, pure chocolade en olie toe. kokos. Klop tot het is opgenomen en een homogeen mengsel is verkregen.
3. Vet een cakevorm in met kokosolie en bestrooi met cacao.
4. Giet de cake mix erin en bak 35 minuten of tot een tandenstoker die erin wordt gestoken er schoon uitkomt. Laat afkoelen en haal uit de vorm.
5. Verwarm de kokosmelk in een pan op middelhoog vuur voor het bitumen, voeg de pure chocolade toe en roer tot het volledig gesmolten is. Koel en bewaar.
6. Klop het glazuur totdat het in volume is verdubbeld.
7. Bedek de taart met het bitumen en versier met geroosterde amandelen, frambozen en chocoladeschaafsel.
8. Snijd een plakje af en geniet ervan.

32. Marielle Henaine

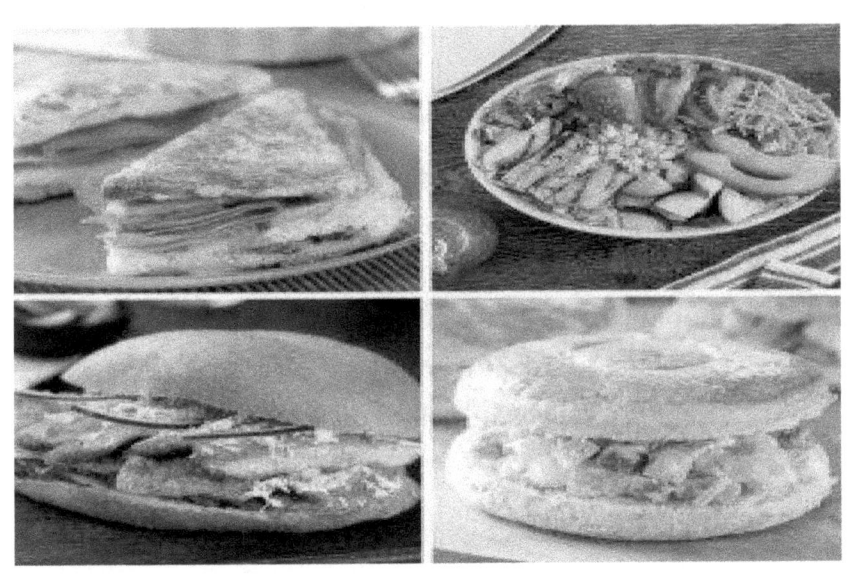

INGREDIËNTEN

- genoeg water
- genoeg zout
- 2 kopjes bloemkool, in kleine stukjes gesneden
- 1 kopje roomkaas
- 1/3 kopje boter
- 1 eetlepel oregano
- genoeg zout
- genoeg witte peper
- genoeg bieslook

VOORBEREIDING

1. Doe het zout en de bloemkool in een pan met kokend water, kook tot een gladde massa. Giet af en laat afkoelen.
2. Doe de bloemkool, roomkaas, boter, zout en peper in de keukenmachine. Mix tot je een heel gladde puree krijgt.
3. Kook de puree in een pan op middelhoog vuur tot hij dikker wordt, breng op smaak en serveer met gehakte bieslook.

33. Chayotes gevuld met salpicón

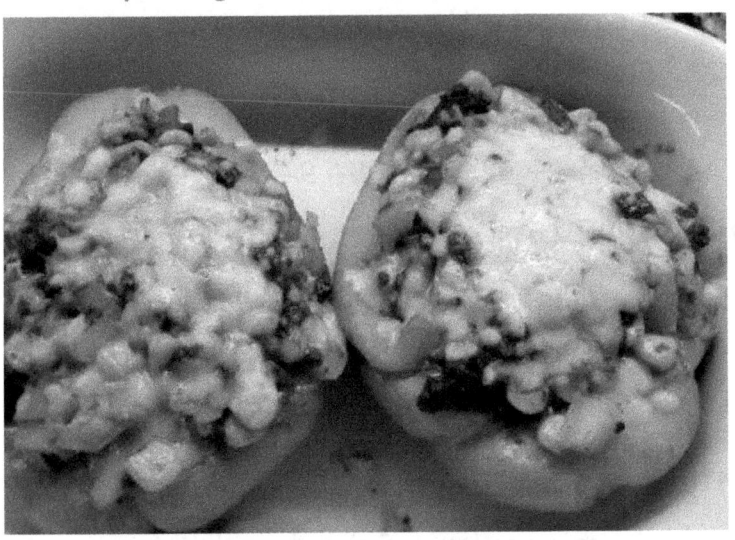

INGREDIËNTEN

- genoeg water
- 1 snufje zout
- 2 chayotes, geschild en gehalveerd
- 1 1/2 kopje runderborst, gekookt en versnipperd
- 1/4 kopje rode ui, fijngehakt
- 2 groene tomaten, in blokjes gesneden
- 2 ingelegde serranopepers, in plakjes gesneden
- 1 kopje sla, fijngesneden
- 1 eetlepel oregano, gedroogd
- 1/4 kopje citroensap

- 2 eetlepels olijfolie
- 1 eetlepel witte azijn
- snufjes zout
- genoeg peper
- 1/2 avocado, in plakjes gesneden

VOORBEREIDING

1. In een pan met kokend water en zout, kook de chayotes tot ze zacht zijn, ongeveer 15 minuten. Haal ze eruit, laat ze uitlekken en bewaar ze.
2. Hol de chayote uit op een plank en gebruik daarbij een lepel. Snijd de vulling fijn.
3. Voor de salpicón meng je in een kom het versnipperde vlees met de paarse ui, groene tomaat, serranopeper, sla, koriander, oregano, citroensap, olijfolie, azijn, chayotevulling, zout en peper.
4. Vul de chayotes met de salpicón en garneer met avocado.

34. Kippenbouillon met bloemkoolrijst

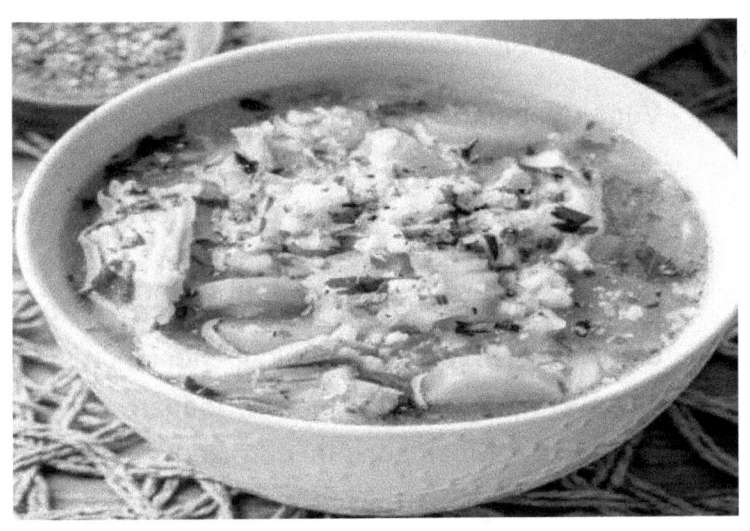

INGREDIËNTEN

- 2 liter water
- 1 kipfilet, met bot en zonder vel
- 1 teentje knoflook
- 2 laurierblaadjes
- genoeg zout
- 1 bloemkool, in kleine stukjes gesneden
- 2 chayotes, gepeld en in blokjes gesneden
- 2 pompoenen, in blokjes gesneden
- 2 serranopepers, fijngehakt
- genoeg avocado, in plakjes gesneden, om te serveren
- voldoende verse koriander, fijngehakt, om te serveren

- genoeg citroen, om te serveren

VOORBEREIDING

1. Voor de bouillon, verwarm het water in een pan en kook de kipfilet met de knoflook, laurierblad en zout. Dek af en kook tot de borst gaar is, ongeveer 40 minuten.
2. Haal de kipfilet eruit, laat afkoelen en trek uit elkaar. Zeef de kippenbouillon om onzuiverheden en vet te verwijderen.
3. Pureer de bloemkool in een keukenmachine tot hele kleine stukjes die de consistentie van "rijst" hebben.
4. Zet de bouillon weer afgedekt op het vuur, zodra het kookt, voeg je de chayotes toe en kook je een paar minuten zonder het deksel van de pan te halen. Voeg de pompoenen en de serranopeper toe, kook tot ze zacht zijn. Zodra de groenten gaar zijn, voeg je de bloemkool en kip toe, kook je nog 5 minuten en breng je op smaak.
5. Serveer de kippenbouillon met avocado, koriander en een paar druppels citroen.

35. Koolsalade en kip

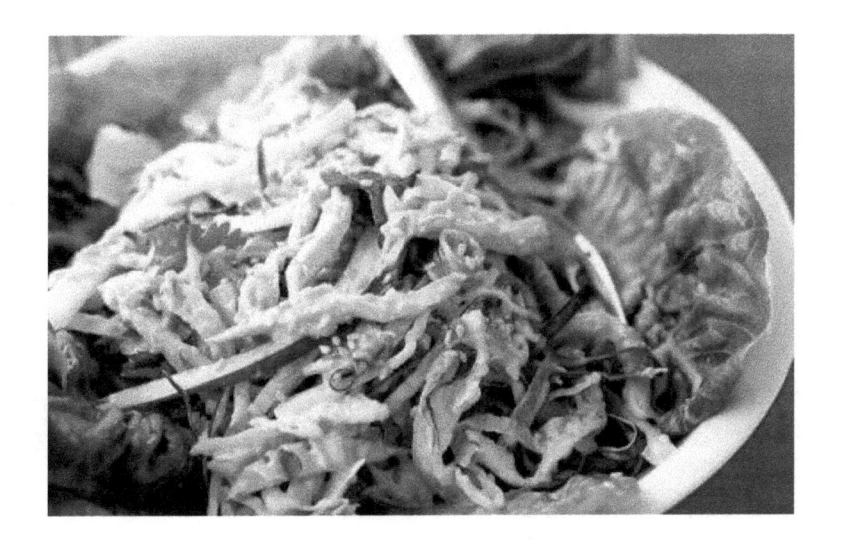

INGREDIËNTEN

- 1 kipfilet, gekookt en versnipperd
- 1 kopje witte kool, in reepjes gesneden
- 1 kopje mayonaise
- 2 eetlepels mosterd
- 1 eetlepel witte azijn
- genoeg zout
- genoeg peper

VOORBEREIDING

1. Meng de kip in een kom met de kool, mayonaise, mosterd, azijn en breng op smaak met zout en peper.
2. Serveer en geniet.

36. Geroosterde kip met guajillo

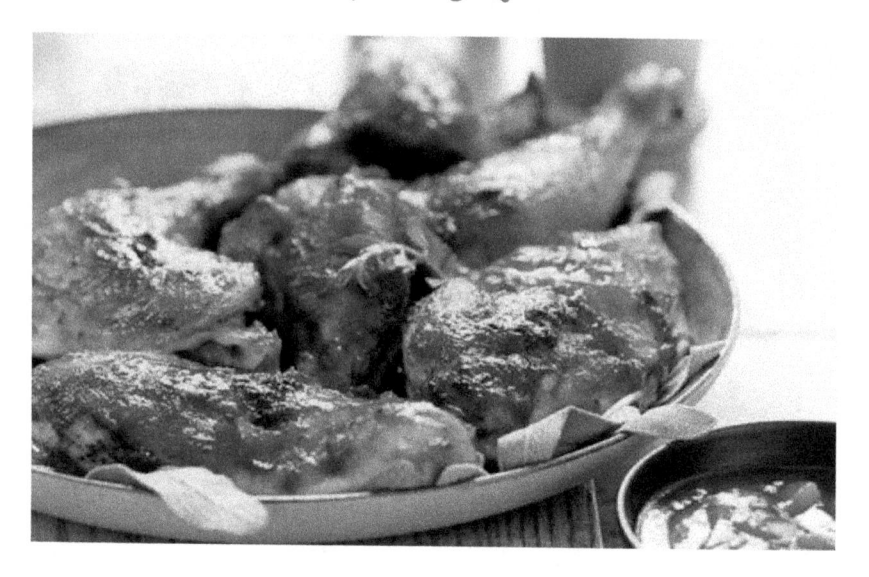

INGREDIËNTEN

- 2 teentjes knoflook
- 7 guajillo-pepers, ontdaan van de zaadlijsten en zaadjes
- 1 kopje boter, op kamertemperatuur
- 1 eetlepel uienpoeder
- 1 eetlepel oregano, gedroogd
- 1 eetlepel zout
- 1/2 eetlepel peper
- 1 kip, met vel, schoongemaakt en in vlindervorm gesneden (1,5 kg)

VOORBEREIDING

1. Verwarm de oven voor op 220 °C.
2. Rooster de knoflook en guajillo-chilies op een comal. Haal ze eruit en meng ze tot je een fijn poeder krijgt.
3. Meng in een kom de boter met de guajillo-chilipoeder, knoflook, uienpoeder, oregano, zout en peper.
4. Bestrijk de kip met het botermengsel aan alle kanten, ook tussen de huid en het vlees. Leg het op een bakplaat en bak het 45 minuten.
5. Haal de kip uit de oven, bestrijk opnieuw met boter en verlaag de oventemperatuur naar 180 °C.
6. Bak nog eens 15 minuten of tot het gaar is. Haal het eruit en serveer het, met een groene salade.

37. Poblano-broccolirijst

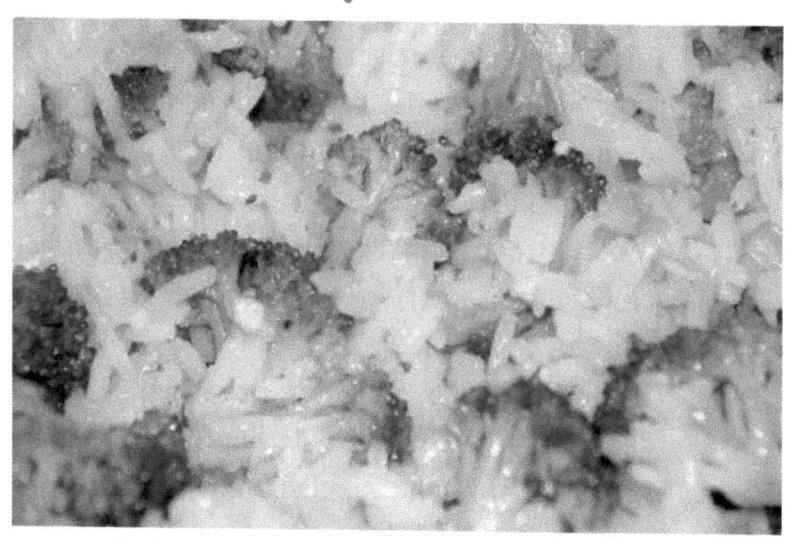

INGREDIËNTEN

- 1 broccoli, (1 1/2 kopje) in kleine stukjes gesneden
- 1 teentje knoflook
- 2 poblano pepers, tatemados, zweterig, zonder vel en zaadjes
- 1/2 kopje groentebouillon
- 1 eetlepel uienpoeder
- genoeg zout
- 1 eetlepel olie
- 1 kopje poblano rajas
- voldoende verse koriander, om te versieren

VOORBEREIDING

1. Doe de broccoli in de keukenmachine en pureer tot het de consistentie van rijst heeft.
2. Meng de knoflook met de poblano pepers, de groentebouillon, het uienpoeder en het zout tot een homogeen mengsel.
3. Verhit de olie in een pan op middelhoog vuur en kook de broccoli een paar minuten. Voeg het vorige mengsel en de plakjes toe, kook op laag vuur tot de vloeistof is verbruikt. Verbeter de kruiden.
4. Serveer de rijst versierd met koriander.

38. Pompoenen gevuld met romige kipsalade

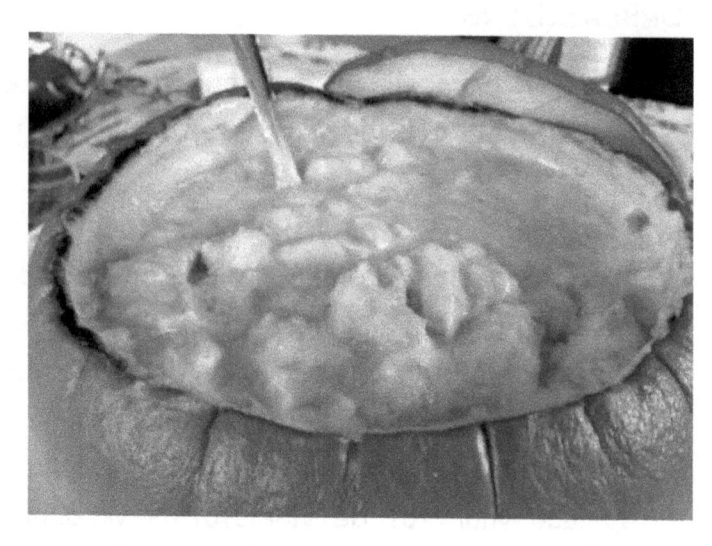

INGREDIËNTEN

- genoeg water
- genoeg zout
- 4 groene pompoenen, Italiaans
- 2 kopjes kip, gekookt en versnipperd
- 1/3 kopje mayonaise, chilipepers
- 1 eetlepel mosterd, geel
- 1/4 kopje verse koriander, fijngehakt
- 1/2 kopjes selderij, fijngehakt
- 1/2 kopje spek, gebakken en gehakt
- 1 eetlepel uienpoeder
- 1/2 eetlepel knoflookpoeder
- genoeg zout
- genoeg peper

- voldoende verse koriander, blaadjes, om te versieren

VOORBEREIDING

1. Verwarm gezouten water in een pan, wanneer het kookt voeg je de pompoenen toe en kook je ze 5 minuten. Giet af en laat afkoelen.
2. Voor de salade meng je de geraspte kip met de chilimayonaise (meng de mayonaise met gedroogde chilipoeder en je bent klaar), de mosterd, de koriander, de selderij, het gebakken spek, het uienpoeder, het knoflookpoeder, het zout en de peper.
3. Snijd met behulp van een mes de punten van de pompoenen af, snijd ze in de lengte doormidden en hol ze uit met behulp van een lepel.
4. Vul de pompoen met de salade en versier met verse koriander. Het is klaar.

39. Arracherasalade met fijne kruidenvinaigrette

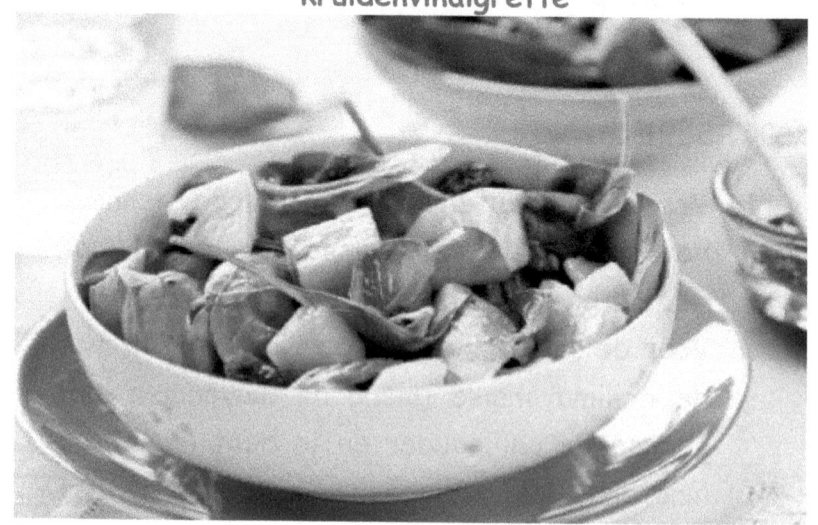

INGREDIËNTEN

- 400 gram flank steak, in blokjes
- genoeg zout
- genoeg peper
- 1 eetlepel olijfolie
- 3 eetlepels witte azijn, voor de vinaigrette
- 1/2 eetlepel Dijonmosterd, voor de vinaigrette
- 1/2 eetlepel verse rozemarijn, voor de vinaigrette
- 1/2 eetlepel gedroogde tijm, voor de vinaigrette

- 1/2 eetlepel gedroogde oregano, voor de vinaigrette
- 1/2 kopje olijfolie, voor de vinaigrette
- 2 kopjes gemengde sla, voor de salade
- 1 kopje jonge spinazie
- 1 kopje artisjokhart, gehalveerd

VOORBEREIDING

1. Bestrooi de flank steak met zout en peper en bak in een koekenpan op middelhoog vuur met olijfolie tot het gewenste resultaat. Haal het eruit en bewaar het.
2. Voor de vinaigrette meng je de witte azijn met de mosterd, rozemarijn, tijm, oregano, zout en peper. Voeg, zonder te stoppen met mengen, de olijfolie toe in de vorm van een draad totdat het emulgeert, dat wil zeggen dat het mengsel volledig is opgenomen.
3. Meng in een kom de sla met de spinazie, de artisjokharten, de flank steak en de vinaigrette. Serveer en geniet.

40. Hoe maak je kippengehaktballetjes in Morita Chilisaus

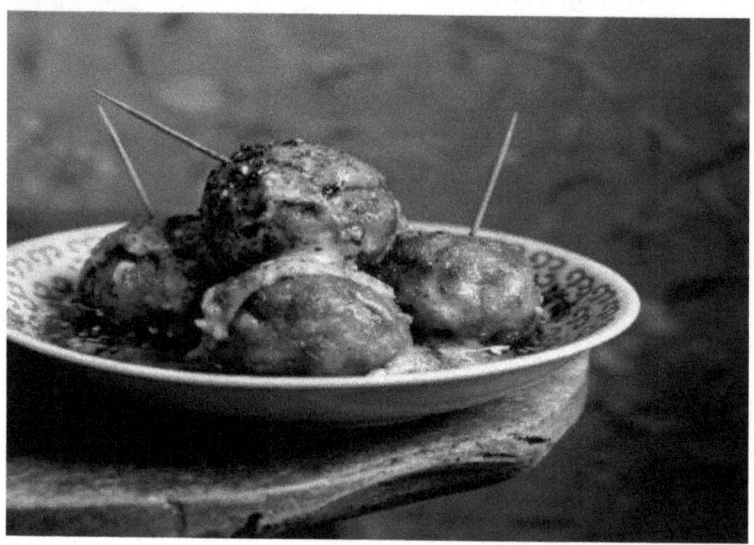

INGREDIËNTEN

- 500 gram gemalen kippenvlees
- 1 eetlepel knoflookpoeder
- 1 eetlepel uienpoeder
- 1 eetlepel peterselie, fijngehakt
- 1 eetlepel verse koriander, fijngehakt
- genoeg zout
- genoeg peper
- olijfolie lepels
- 2 kopjes groene tomaat, in vieren gesneden
- 2 teentjes knoflook

- 2 morita pepers, ontdaan van zaad en zaadjes
- 1 kopje kippenbouillon
- 1 takje verse koriander
- 1/4 eetlepel gemalen komijn, heel
- 1 eetlepel olijfolie
- genoeg Chinese peterselie, om te begeleiden

VOORBEREIDING

1. Meng het gehakt met de knoflookpoeder, uienpoeder, peterselie, koriander en breng op smaak met zout en peper.
2. Vorm met behulp van je handen gehaktballetjes en bewaar ze.
3. Verhit de olie op middelhoog vuur in een pan en bak de tomaten, knoflook en chilipepers 5 minuten. Vul met de kippenbouillon, koriander en komijn, kook 5 minuten. Laat iets afkoelen.
4. Meng de voorgaande ingrediënten tot een gladde saus.
5. Bak de saus opnieuw met een beetje olie en laat het 10 minuten op middelhoog vuur koken. Voeg de gehaktballen toe en laat het geheel met een deksel op de pan koken tot de gehaktballen gaar zijn.
6. Serveer de gehaktballetjes en garneer met peterselie.

41. Korst gevuld met vlees met nopales

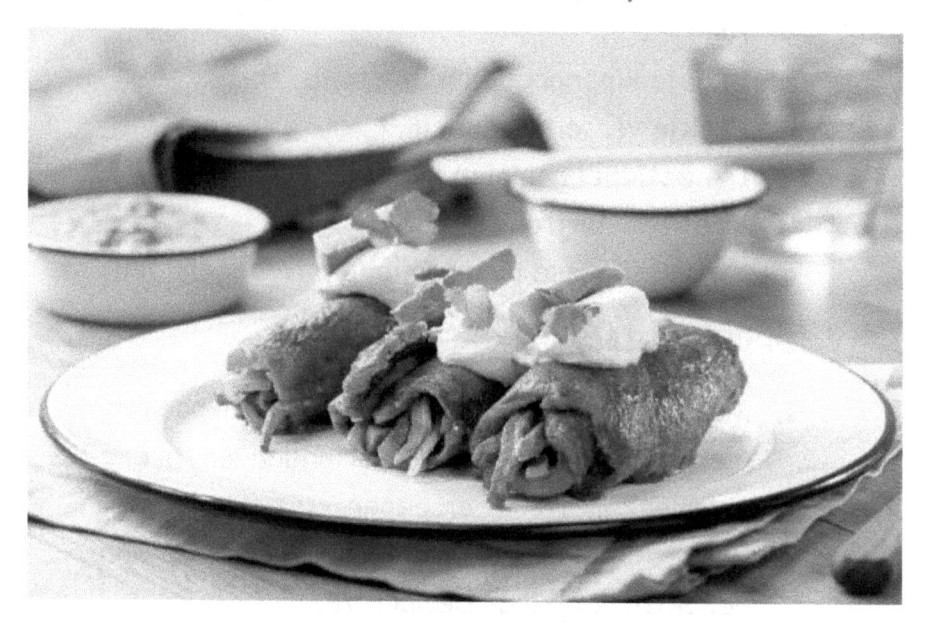

INGREDIËNTEN

- 1 eetlepel olie
- 1 kopje nopal, in blokjes gesneden
- 500 gram biefstuk, gehakt
- 1 kopje Manchego-kaas, geraspt
- 1 kopje Goudse kaas, geraspt
- 1/2 kopje parmezaanse kaas, geraspt
- genoeg groene saus, om te serveren
- 1/2 avocado, om te serveren, in plakjes
- voldoende verse koriander, vers, om te serveren
- genoeg citroen, om te serveren

VOORBEREIDING

1. Verhit een pan op middelhoog vuur met de olie, voeg de nopales toe en bak tot ze geen babita meer hebben, bak dan de biefstuk met de nopales en breng op smaak met zout en peper naar wens. Haal van het vuur.
2. Verhit een koekenpan op hoog vuur en bak de kazen tot er een korstje ontstaat, haal uit de pan en vouw in een tacovorm, laat afkoelen om hard te worden. Herhaal dit tot je klaar bent met de kazen.
3. Vul de kaaskorstjes met het vlees en serveer met de groene saus, avocado, koriander en citroen.

42. Pompoenspaghetti met avocadoroom

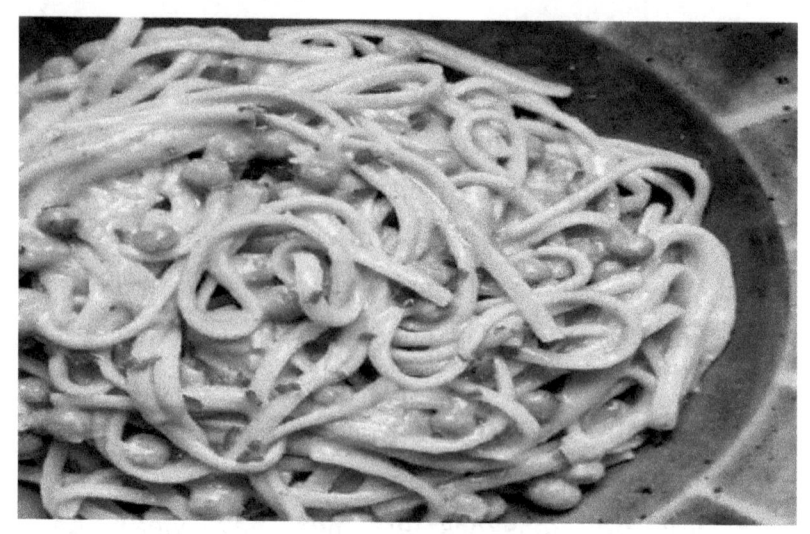

INGREDIËNTEN

- 2 avocado's
- 1/4 kopje koriander, gekookt
- 1 eetlepel citroensap
- 1 snufje zout
- 1 snufje peper
- 1/2 eetlepels uienpoeder
- 1 teentje knoflook
- 1 eetlepel olijfolie
- 4 kopjes pompoen, in noedels
- 1 eetlepel zout
- 1 eetlepel peper
- 1/4 kopje Parmezaanse kaas

VOORBEREIDING

1. Voor de saus meng je de avocado met de koriander, citroensap, zout, peper, uienpoeder en knoflook tot een gladde puree.
2. Verhit een pan met olie op middelhoog vuur, bak de pompoennoedels, breng op smaak met zout en peper, voeg de avocadosaus toe, roerbak en laat 3 minuten koken, serveer met een beetje Parmezaanse kaas en geniet ervan.

43. Bloemkoolomelet met spinazie en serrano chili

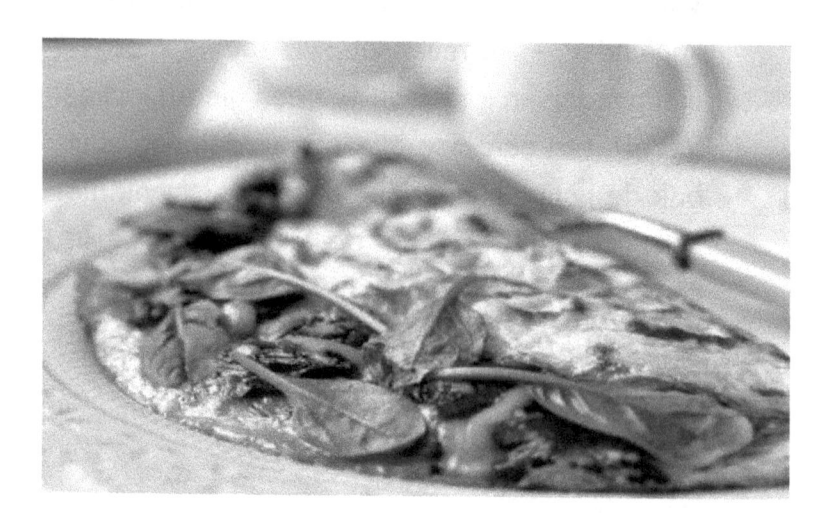

INGREDIËNTEN

- 1/2 kopje water
- 2 kopjes spinazieblad
- 3 serranopepers
- 1 kopje maïsmeel
- 4 kopjes Bloemkool Eva® Bits, 454 g
- 1 eetlepel knoflookpoeder
- naar smaak van zout
- naar smaak peper
- genoeg kip tinga, om te begeleiden

VOORBEREIDING

1. Giet de Cauliflower Eva Bits in een pan met heet water. Kook gedurende 4 minuten, giet af en laat afkoelen onder de koude waterstraal. Verwijder het overtollige water met behulp van een katoenen doek. Bewaar tot gebruik.
2. Pureer de spinazie, de serranopeper met een beetje koud water tot een pasta-achtig mengsel. Bewaar tot gebruik. Zeef en bewaar het vruchtvlees.
3. Doe de Cauliflower Eva Bits, het knoflookpoeder, het maïsmeel, de spinaziepulp, zout en peper in een kom en meng tot alles is opgenomen. Vorm met behulp van je handen balletjes en bewaar ze.
4. Plaats een plastic bal in een tortillapers en druk deze plat tot een tortilla.
5. Bak de tortilla op middelhoog vuur aan beide kanten tot ze licht goudbruin zijn.
6. Serveer de tortilla met kip tinga.

44. Geroosterde bloemkool met ei en avocado

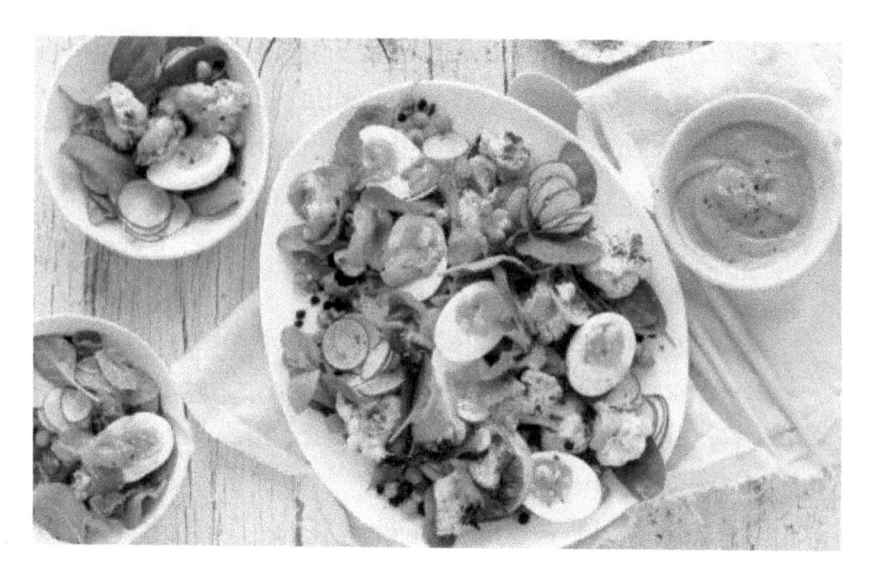

INGREDIËNTEN

- 1 bloemkool
- 1 eetlepel olijfolie
- 1/4 kopje Parmezaanse kaas
- 2 eetlepels knoflookpoeder
- 1 eetlepel zout
- 1 eetlepel peper
- 4 eieren
- 1 avocado, in partjes gesneden
- genoeg oregano, vers

VOORBEREIDING

1. Verwarm de oven voor op 200 °C.
2. Snijd bloemkoolplakken van 1 tot 2 vingers dik, leg ze op een bakplaat. Bestrijk ze met olijfolie, Parmezaanse kaas, knoflookpoeder, een beetje zout en peper.
3. Bak gedurende 15 minuten of tot de bloemkool gaar en goudbruin is. Haal uit de oven en bewaar.
4. Verhit een koekenpan op middelhoog vuur en vet in met een beetje kookspray. Breek een ei en bak tot de gewenste tijd. Kruid naar wens.
5. Leg op elk plakje bloemkool een beetje avocado, een stervormig eitje, garneer met de oregano, serveer en geniet ervan.

45. Chayote-carpaccio

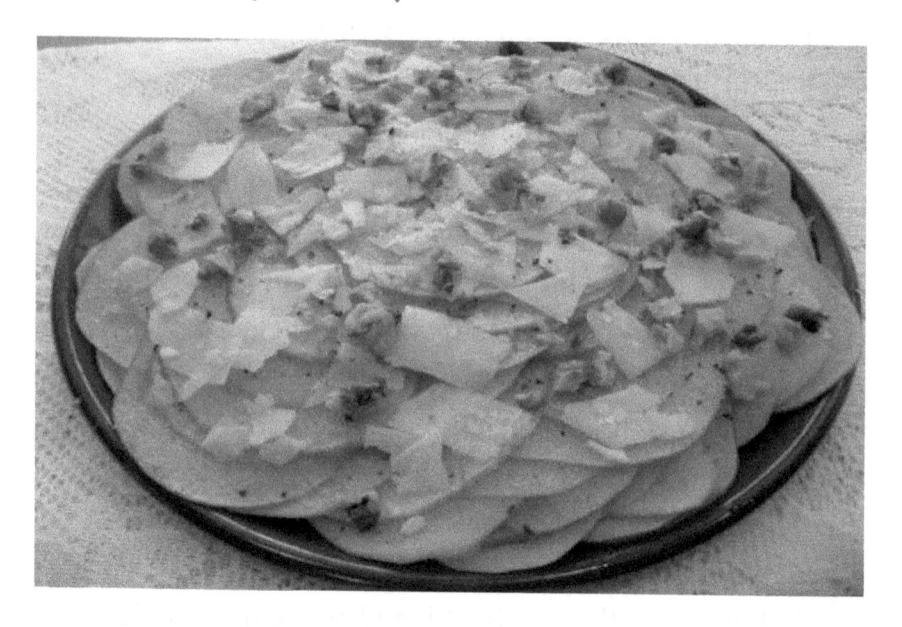

INGREDIËNTEN

- 4 chayotes
- naar smaak van zout
- 1/2 kopje basilicum, voor de dressing
- 1/2 kopje munt, voor de dressing
- 1/4 kopje geel citroensap, voor de dressing
- 1/4 kopje olijfolie, voor de dressing
- 1/2 kopje pompoen, in plakjes gesneden
- 1 theelepel chilipoeder, om te decoreren
- genoeg luzernekiemen, om te decoreren
- genoeg eetbare bloemen, om te decoreren

VOORBEREIDING

1. Schil de chayotes op een plank en snijd ze in plakjes van ½ cm dik. Reservering
2. In een pan met water de chayotes 5 minuten koken, van het vuur halen en laten uitlekken. Reserveren.
3. Doe de basilicum, munt, citroensap en olijfolie in een keukenmachine en mix gedurende 3 minuten. Reservering
4. Leg de chayote plakjes op een bord, breng op smaak met zout, voeg de pompoen plakjes, de basilicum en munt dressing toe, breng op smaak met chilipoeder, versier met alfalfa kiemen en eetbare bloemen. Smakelijk!

46. Groene Bloemkool Enchiladas Met Kip

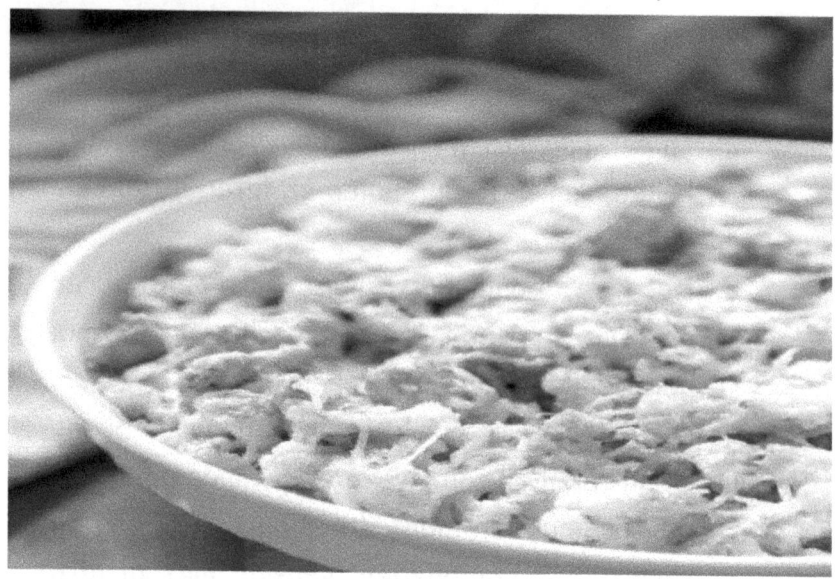

INGREDIËNTEN

- 4 kopjes bloemkool, geraspt, voor de bloemkooltortilla's
- 1/2 kopje Chihuahua-kaas, vetarm, geraspt, voor de bloemkooltortilla's
- 2 eieren, voor de bloemkoolomeletten
- 5 kopjes water, voor de groene saus
- 10 groene tomaten, voor de groene saus
- 4 serranopepers, voor de groene saus
- 1/4 ui, voor de groene saus
- 1 teentje knoflook, voor de groene saus
- naar smaak zout, voor de groene saus

- naar smaak peper, voor de groene saus
- 1 eetlepel olijfolie, voor de groene saus
- 2 kopjes kipfilet, gekookt en versnipperd
- genoeg Manchego kaas, met weinig vet, om te gratineren
- voldoende magere zure room, om te begeleiden
- naar smaak van avocado, om te begeleiden
- naar smaak van ui, om te begeleiden

VOORBEREIDING

1. Doe de bloemkool in een kom, dek af met antiaanbakplastic, kook 4 minuten in de magnetron. Zeef om het water te verwijderen en bewaar.
2. Meng de bloemkool met de kaas, eieren, breng op smaak met zout en peper en roer tot alles goed gemengd is.
3. Plaats het bloemkoolmengsel op een met bakpapier beklede bakplaat en spreid het uit tot de gewenste grootte en vorm. Bak gedurende 15 minuten op 180 °C.
4. Vul de tortilla's met de geraspte kip en bewaar.
5. In een pan met water, kook de tomaten, serranopepers, ui en knoflook op middelhoog vuur. Laat afkoelen, meng en bewaar.

6. Verhit de olijfolie in een pan op laag vuur, giet de saus erbij, breng op smaak met zout en peper en laat 10 minuten koken, of tot de saus dikker wordt.
7. Serveer de enchiladas op een groot bord, besprenkel met de hete saus, voeg de Manchego kaas toe, zet gedurende 30 minuten in de magnetron om te gratineren en garneer met room, avocado en ui.

47. Zee- en landketo-spiesjes

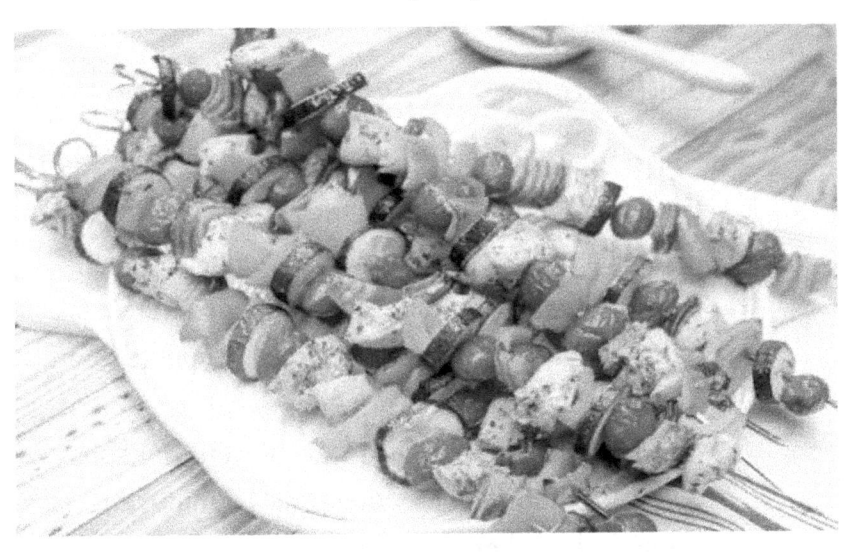

INGREDIËNTEN

- 1 kopje pompoen
- 1 kopje rode peper
- 1 kopje garnalen, vers, middelgroot
- 1 kopje gele paprika
- 1 kopje ossenhaas, in middelgrote blokjes, voor spiesjes
- 1 kopje groene paprika
- genoeg kookspray
- 1 kopje mayonaise, licht
- 1/4 kopje koriander
- 1/4 kopje peterselie
- 1 eetlepel citroensap

- 1 eetlepel knoflookpoeder
- naar smaak van zout

VOORBEREIDING

1. Snijd de pompoen op een plank in plakjes. Snijd de paprika's op dezelfde manier in middelgrote vierkanten en bewaar.
2. Rijg de pompoen, rode paprika, garnalen, gele paprika, biefstuk en groene paprika aan stokjes en herhaal dit tot alles vol is.
3. Bak het op een grill met een beetje bakspray op middelhoog vuur gedurende 15 minuten.
4. Voor de korianderdressing: meng de mayonaise, koriander, peterselie, citroensap, knoflookpoeder en zout tot een glad mengsel.
5. Serveer de spiesjes met de korianderdressing en geniet ervan.

48. Geroosterde Courgette Met Hüttenkäse

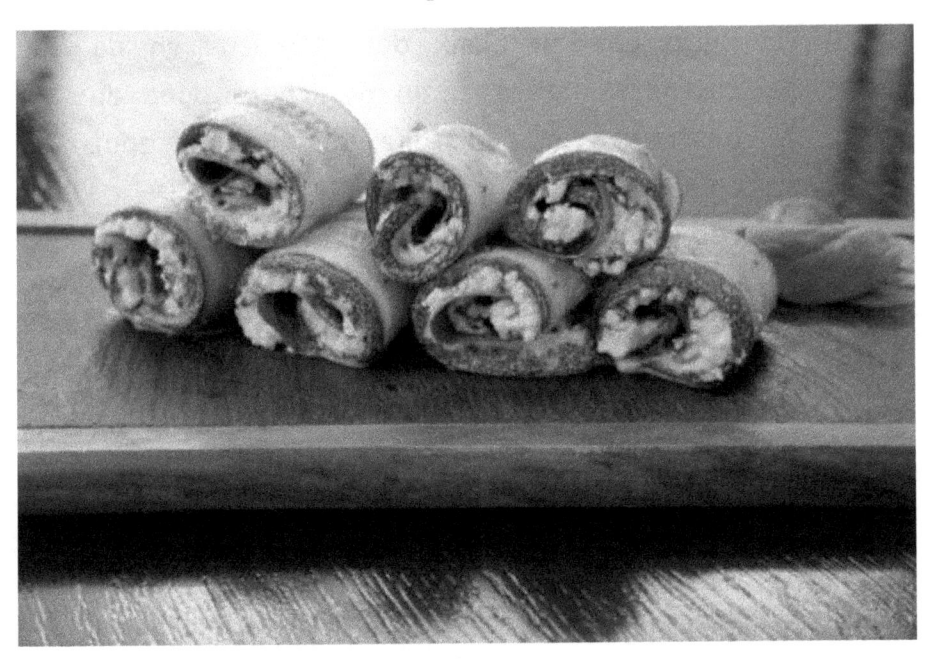

INGREDIËNTEN

- 3 courgettes, langwerpig
- 2 eetlepels olijfolie
- naar smaak van zout
- naar smaak peper
- 50 gram kwark
- 1 eetlepel peterselie, fijngehakt
- 1/2 theelepel citroensap, zonder zaadjes
- 2 kopjes jonge spinazie, bladeren
- 1/2 kopje basilicum, blaadjes

VOORBEREIDING

1. Snijd op een plank de uiteinden van de courgette, snijd ze in de lengte door en bestrijk ze met olijfolie. Bestrooi met zout en peper.
2. Leg de courgetteplakken op een hete grill op middelhoog vuur, gril ze aan beide kanten ongeveer 5 minuten. Haal van het vuur en bewaar.
3. Meng in een kom de kwark, peterselie en citroensap tot het geheel goed gemengd is.
4. Verdeel de pompoenplakken over een plank, leg een halve lepel van het vorige mengsel op 2 centimeter van de rand van de pompoen. Garneer met babyspinazieblaadjes naar smaak en voeg een basilicumblaadje toe. Rol op.
5. Serveer direct en geniet ervan.

49. Omelet Poblano

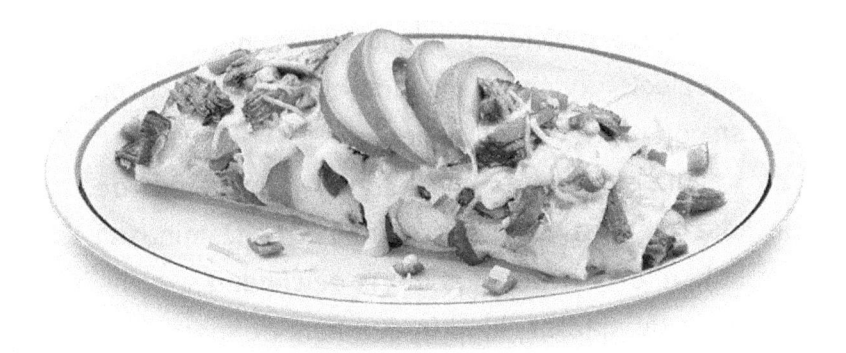

INGREDIËNTEN

- 1 kopje poblano-peper, geroosterd en in plakjes gesneden, voor de saus
- 1/4 ui, voor de saus
- 1 teentje knoflook, voor de saus
- 1/2 kopje jocoque, voor de saus
- 1 kopje magere melk, licht, voor de saus
- naar smaak zout, voor de saus
- naar smaak peper, voor de saus
- 1 eetlepel olijfolie, voor de saus
- 4 eieren
- 2 eetlepels magere melk, licht
- 1 theelepel uienpoeder

- genoeg kookspray
- genoeg panela kaas, in blokjes, om te vullen
- genoeg rode ui, in plakjes gesneden, om te begeleiden

VOORBEREIDING

1. Meng de plakjes poblano-peper met de ui, knoflook, jocoque, magere melk en breng op smaak met zout en peper.
2. Verhit een pan op middelhoog vuur, verhit de olie en giet de saus erin. Laat 10 minuten koken, of tot de saus dik is geworden.
3. Voor de omelet, klop in een kom de eieren los met de melk, het uienpoeder, breng op smaak met zout en peper. Reserveren.
4. Doe een beetje olijfolie in een teflonpan, spray en giet de vorige bereiding erin, kook 5 minuten op laag vuur aan elke kant. Haal van het vuur en bewaar.
5. Vul de omelet met panela kaas, serveer op een groot bord, bestrijk met de poblano saus, garneer met rode ui en geniet ervan.

50. Eierkoek met asperges

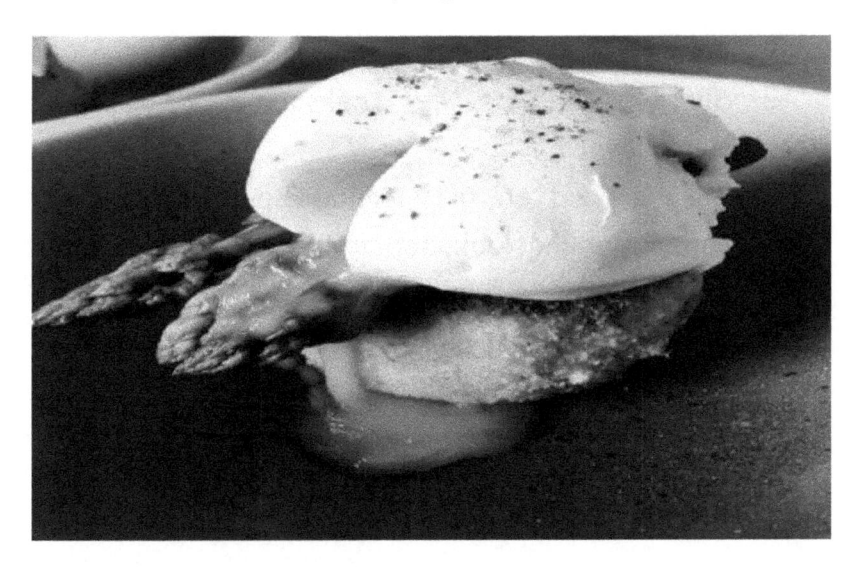

INGREDIËNTEN

- genoeg kookspray
- 12 eiwitten
- 1/2 kopje ui
- 1/2 kopje paprika
- 1/2 kopje asperges
- naar smaak van zout
- naar smaak peper
- 1/4 theelepel knoflookpoeder

VOORBEREIDING

1. Verwarm de oven voor op 175 °C.
2. Spuit een beetje bakspray op de cupcakevorm.
3. Doe de eiwitten, ui, paprika, asperges, zout, peper en knoflookpoeder in een mixer en klop gedurende 5 minuten.
4. Giet het mengsel in de cupcakevormpjes, tot $\frac{3}{4}$ procent vol, en bak gedurende 20 minuten of tot ze gaar zijn. Haal ze uit de vorm.
5. Serveer en geniet.

GEWELDIG KOOLHYDRAATARM RECEPT

51. PRIMITIEVE TORTILLA

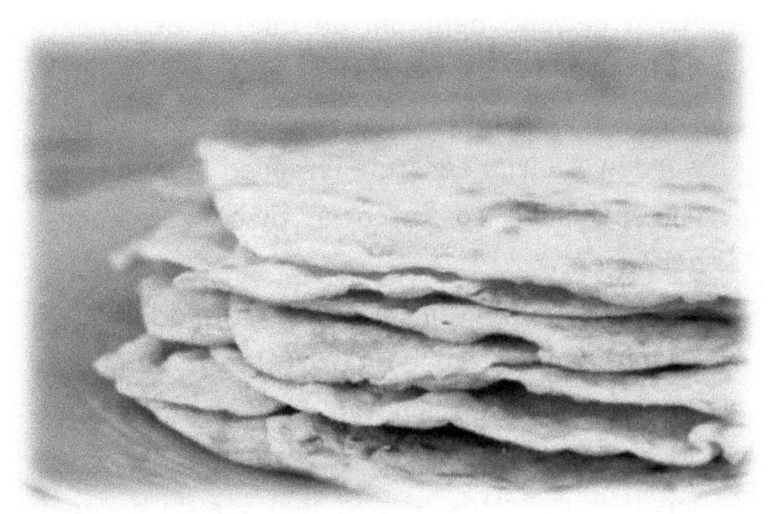

INGREDIËNTEN

- 1 eetlepel (15 ml) boter met zout
- 30 g gesneden champignons
- 30 g gesneden ui
- 30 g gehakte rode peper
- 4 middelgrote eieren
- 30 ml melkroom
- 1/4 theelepel (1 ml) zout
- 1/8 theelepel (0,5 ml) versgemalen peper 14 g geraspte cheddar kaas (optioneel)

VOORBEREIDING

1. Dit is het typische primitieve ontbijt en een fantastische manier om geleidelijk af te stappen van het typische koolhydraatontbijt. Als u gewend bent om de dag te beginnen met ontbijtgranen, toast en sap, dan houdt een heerlijke tortilla u urenlang verzadigd en worden uw eerste stappen in het paleolithische en ketogene dieet een waar genoegen.
2. Smelt de helft van de boter op middelhoog vuur in een pan. Voeg de groenten toe en bak ze vijf tot zeven minuten. Haal de groenten uit de pan.
3. Smelt in dezelfde pan de rest van de boter. Klop in een kleine kom de eieren los met de room, zout en peper. Kantel de pan zodat de boter de hele bodem bedekt. Giet het eimengsel erin en herhaal de beweging.
4. Kook zonder te roeren. Wanneer het ei aan de randen stolt, gebruik dan een siliconen spatel om het van de zijkanten van de pan te halen. Kantel de pan zodat het eimengsel dat in het midden zit de randen kan bereiken.
5. Wanneer het eimengsel gestold is, leg je de groenten op een van de helften van de tortilla. Bestrooi met de helft van de kaas

(indien gebruikt) en vouw de tortilla voorzichtig om ze te bedekken. Leg de tortilla op een bord en bestrooi met de rest van de kaas. Serveer direct.

52. EIERSALADE VOOR HET ONTBIJT

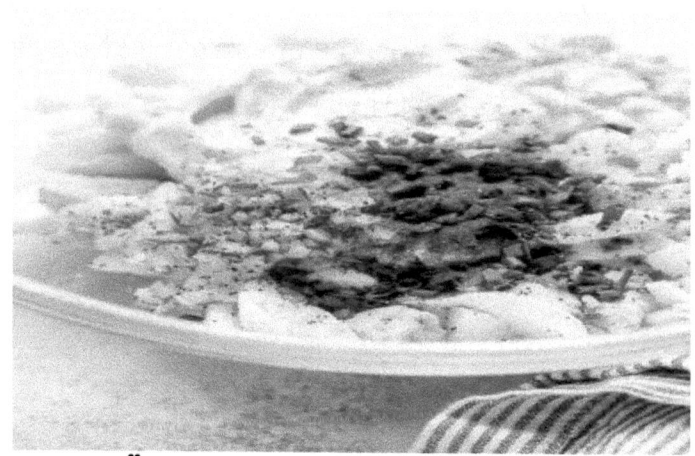

INGREDIËNTEN

- ½ middelgrote avocado
- 1/3 kopje (75 ml) Primal Kitchen-mayonaise of andere mayonaise die geschikt is voor het paleolithische dieet (zie Opmerking)
- 6 grote hardgekookte eieren
- 4 plakjes spek (zonder toegevoegde suiker), gebakken tot ze knapperig zijn
- 2 eetlepels (30 ml) zeer fijngesneden bosuitjes
- theelepel (2 ml) tahin (zie Opmerking) Versgemalen peper

VOORBEREIDING

1. Deze smakelijke eiersalade is fantastisch om zo te serveren of op een bedje van spinazie. Je kunt ook een snee Keto-brood licht roosteren en er een sandwich mee maken.
2. Plet de avocado in een middelgrote kom met een vork. Voeg de mayonaise toe en roer tot het een homogene massa vormt.
3. Hak de hardgekookte eieren fijn. Voeg ze toe aan het mayonaisemengsel en roer alles met een vork, waarbij je het ei plet (het moet een beetje dik zijn).
4. Snijd het spek. Voeg de stukjes, bieslook en tahin toe aan het eimengsel. Roer. Probeer peper toe te voegen.

53. KOKOSMEELPANNENKOEKJES MET MACADAMIANOTEN

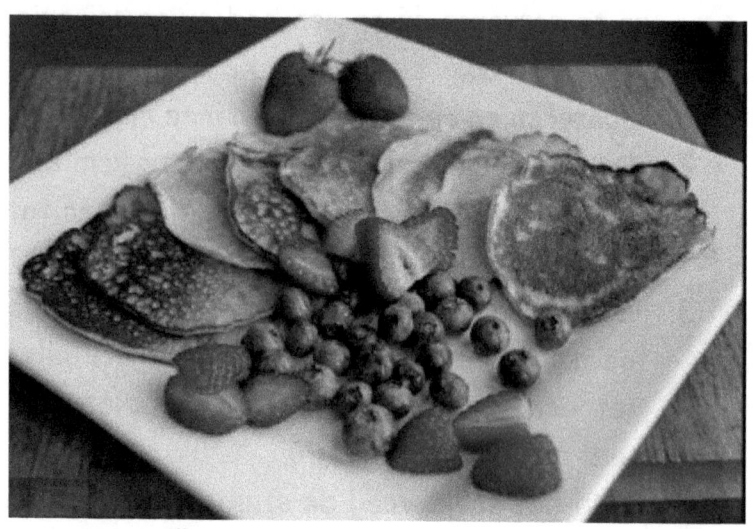

INGREDIËNTEN

- 3 grote eieren
- kopje (60 g) boter zonder gesmolten suiker
- kopje (60 g) dikke room
- kopje (60 g) volle kokosmelk
- theelepel (2 ml) vanille-extract ¼ kopje (30 g) kokosmeel </
- ¼ theelepel (1 ml) koosjer zout
- theelepel (2 ml) gemalen kaneel
- Zoetstof geschikt voor het ketogeen dieet, naar smaak (optioneel; zie Opmerking)
- kopje (30 g) gehakte of gemalen macadamianoten Kokosnootolie om de grill in te vetten

VOORBEREIDING

1. Kokosmeelpannenkoeken zijn een uitstekende vervanger voor die gemaakt met wit of volkorenmeel. Macadamianoten voegen gezonde vetten en een interessante textuur toe; als je ze in grotere stukken laat, krijg je knapperige pannenkoeken. Je kunt de dikke room vervangen door meer kokosmelk als je geen zuivelproducten wilt gebruiken. Serveer warm met boter, amandelboter, kokosboter of kokosmelkroom.
2. Klop in een middelgrote kom de eieren los met de boter, room, kokosmelk en vanille.
3. Meng in een kleine kom de bloem, zout, gist, kaneel en zoetstof met een vork. Maak klontjes los en meng de droge ingrediënten.
4. Giet de macadamianoten erbij en roer. Het deeg zal dik zijn. Voeg beetje bij beetje water toe tot het de gewenste consistentie heeft.
5. Verwarm een grill of pan met platte bodem op middelhoog vuur. Wanneer klaar, vet licht in met kokosolie. Leg het deeg op de grill in grote eetlepels. Het zal nodig zijn om een lepel of spatel te gebruiken om het deeg voorzichtig te verspreiden om een dunnere

crêpe te vormen, omdat de textuur niet die van het traditionele deeg zal zijn.
6. Bak langzaam, een paar minuten aan elke kant, tot er bubbels ontstaan. Draai om. Serveer warm.

54. HAMBURGERPAN

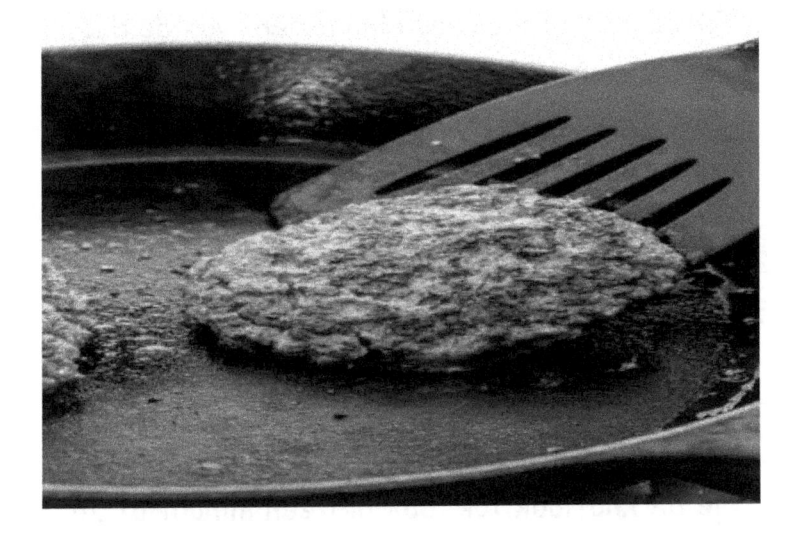

INGREDIËNTEN

- 900 g rundergehakt
- 2 gesneden teentjes knoflook
- 1 theelepel (5 ml) gedroogde oregano
- 1 theelepel (5 ml) koosjer zout
- theelepel (2 ml) zwarte peper 3 kopjes (85 g) verse jonge spinazie
- 1 ½ kopje (170 g) geraspte kaas (cheddar of soortgelijk) 4 grote eieren

VOORBEREIDING

1. Ik eet dit gerecht op elk moment van de dag, maar vooral bij het ontbijt. Voel je vrij om een paar stukjes gebakken spek toe te voegen om te genieten van een cheeseburger en spek.
2. Verwarm de oven voor op 200 °C.
3. In een pan die geschikt is voor de oven (bijvoorbeeld gietijzer), het gehakt bruin bakken. Na ongeveer vijf minuten, als het een beetje gaar is, zet je het apart en voeg je de knoflook toe. Bak het een minuut of zo en meng het met het vlees. Voeg oregano, zout en peper toe en roer goed.
4. Voeg de handenvol spinazie toe terwijl ze zacht worden. Zodra alle spinazie is opgenomen, haal je de pan uit de oven. Voeg toe
5. kopje (120 g) kaas en roer.
6. Verdeel het vlees gelijkmatig over de pan. Maak vervolgens vier gaten in de bovenkant van het vlees en pel voorzichtig een ei in elk. Bestrooi met de rest van de kaas.
7. Bak tien minuten. Het eiwit moet gestremd zijn en de dooiers nog vloeibaar. Laat nog een paar minuten in de oven staan om

stevigere dooiers te krijgen. Serveer elke portie op een bord.

55. RAAP-AARDAPPELKOEKJES

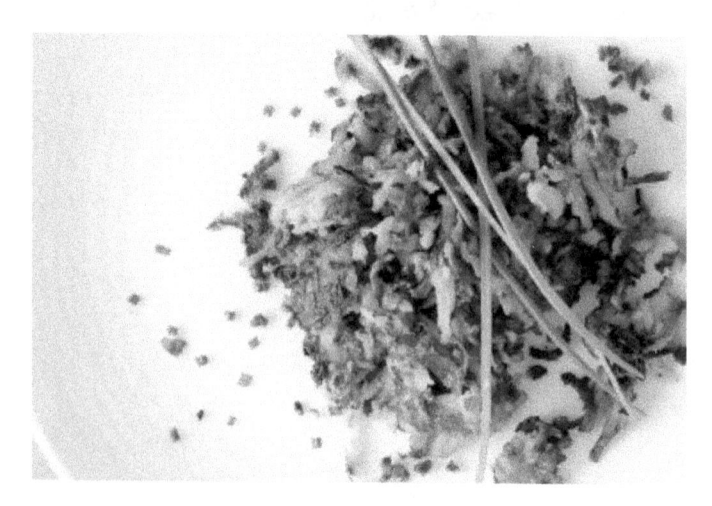

INGREDIËNTEN

- 2 middelgrote rapen (230 g) gewassen en geschild
- 1 groot ei
- 1 eetlepel (15 ml) kokosmeel (optioneel)
- 1 theelepel (5 ml) koosjer zout en iets meer, naar smaak ½ theelepel (2 ml) zwarte peper
- 2 eetlepels (30 ml) spek- of botervet, of meer indien nodig
- Zure room (optioneel)
- Gesneden bieslook (optioneel)

VOORBEREIDING

1. Als je deze hash browns hebt geprobeerd, zal de versie met aardappelen in vergelijking flauw lijken. Serveer met een frittata om te genieten van een complete ketogene brunch.
2. Snijd de rapen in juliennevorm met een rasp of keukenrobot.
3. Klop het ei los in een grote kom en voeg de rapen toe. Voeg al roerend de bloem, zout en peper toe.
4. Verhit een grote pan met platte bodem op middelhoog vuur. Voeg het spekvet toe zodra het heet is; verlaag het vuur een beetje wanneer het gesmolten is.
5. Roer de rapen nog een beetje door en voeg ze in porties van ongeveer ½ kopje (120 ml) toe aan heet vet. Knijp ze een beetje uit met een spatel om ze plat te maken. Bak ze drie tot vijf minuten, tot de randen goudbruin zijn. Draai ze dan om en bak ze aan de andere kant.
6. Serveer op een bord en voeg nog wat zout toe. Bedek eventueel met een portie zure room en garneer met bieslook.

56. KOM GRIEKSE YOGHURT MET AMANDELCRUMBLE

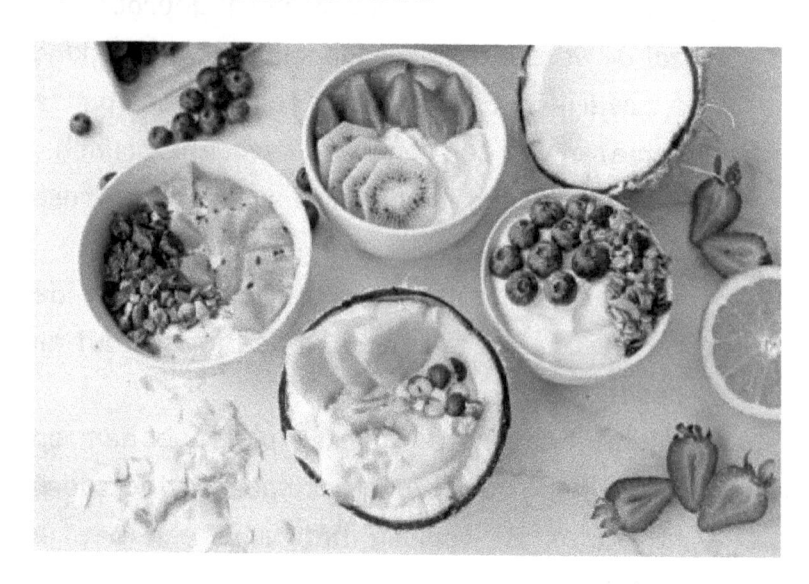

INGREDIËNTEN

- kopje (15 g) ongezoete kokosvlokken 2 eetlepels (15 g) gefileerde amandelen
- 1 kopje (250 ml) volle Griekse yoghurt
- 1/3 kopje (80 ml) volle kokosmelk
- Keto dieet zoetstof, naar smaak (optioneel)
- 2 eetlepels (30 ml) rauwe amandelboter (zonder toegevoegde suiker)
- 2 eetlepels (15 g) cacaobonen
- Een beetje gemalen kaneel

VOORBEREIDING

1. De cacaobonen zijn simpelweg de geroosterde bonen van de cacaoplant waarmee de chocolade wordt gemaakt. Maar verwacht niet dat ze hetzelfde smaken als je favoriete chocolade. Het is pure cacao, dat wil zeggen, onbewerkte chocolade, zonder suiker of andere ingrediënten. Cacaobonen hebben veel gezondheidsvoordelen; ze zijn bijvoorbeeld een geweldige bron van magnesium, ijzer en antioxidanten. Ze leveren 5 gram koolhydraten per portie, maar 0 gram suiker, dus het is aan jou om te beslissen of je ze in dit recept opneemt en, in dat geval, hoeveel je dat doet.
2. Rooster de kokosvlokken in een kleine koekenpan op middelhoog vuur en zonder vet, tot ze lichtbruin zijn. Herhaal de handeling met de amandelschaafsels.
3. Meng door yoghurt, kokosmelk en zoetstof, indien gebruikt, te roeren. Verdeel het mengsel over twee kommen. Voeg aan elk een eetlepel (15 ml) amandelboter toe en roer tot het gemengd is (er gebeurt niets als alles

gemengd is). Strooi er wat geroosterde kokos, gemalen amandelen, cacaobonen en kaneel overheen.

57. FRITTATA MET GEHAKT, BOERENKOOL EN GEITENKAAS

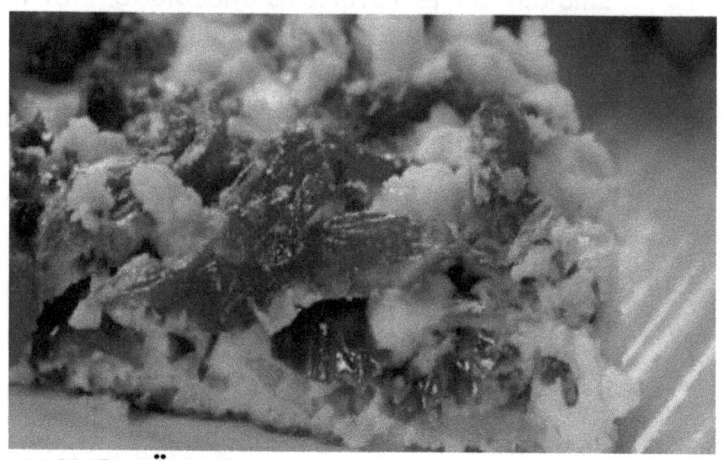

INGREDIËNTEN

- bos boerenkool (4 of 5 bladeren), van elke soort 1 eetlepel (15 ml) avocado-olie
- 450 g varkensgehakt
- 1 theelepel (5 ml) gedroogde salie
- 1 theelepel (5 ml) gedroogde tijm
- ¼ theelepel (1 ml) gemalen nootmuskaat ¼ theelepel (1 ml) gehakte rode peper 1 kleine ui of ½ grote, in blokjes gesneden
- 2 gesneden teentjes knoflook
- 8 grote eieren
- kopje (120 ml) dikke room

- 1 kopje (90 g) geraspte geitenkaas, of meer, naar smaak

VOORBEREIDING

1. Elke keto-dieetfanaat zou moeten weten hoe je een frittata maakt. Je kunt de combinatie van vlees, kaas, groenten, kruiden en specerijen gebruiken die jij lekker vindt.
2. Verwijder met een scherp mes de dikke stelen van de boerenkoolbladeren. Snijd de stelen in blokjes en hak de bladeren fijn. Bewaar.
3. Verhit de olie op middelhoog vuur in een grote grillpan (bijvoorbeeld gietijzer). Wanneer het heet is, voeg je het varkensvlees toe. Bak het vijf minuten, af en toe roerend.
4. Meng in een kleine kom de salie, tijm, nootmuskaat en rode peper. Voeg alles toe aan het vlees in de pan en roer goed. Blijf nog vijf minuten koken, tot het varkensvlees gaar is.
5. Schep het vlees met een schuimspaan in een kom. Als er veel vet in de pan zit, verwijder dan een deel en laat slechts een of twee eetlepels (15 tot 30 ml) over.

6. Voeg de ui en boerenkoolstengels toe aan de pan. Bak ongeveer vijf minuten, tot de ui zacht wordt. Voeg de knoflook toe en roer een minuut. Blus de pan indien nodig af met een beetje water, verwijder de geroosterde deeltjes.
7. Voeg de boerenkoolbladeren handjevol toe en roer tot ze zacht zijn tot alle bladeren in de pan zitten en een beetje gaar zijn. Voeg het vlees toe aan de pan en meng goed.
8. Klop de eieren met de room in een middelgrote kom. Giet het mengsel over het vlees en de groenten in de pan en vorm een homogene laag. Kook zonder te roeren ongeveer vijf minuten, tot het ei begint te stollen.
9. Plaats het ovenrek op gemiddelde hoogte (ongeveer 15 of 20 cm vanaf de bovenkant) en zet de grill aan. Bedek de eieren met geitenkaas. Zet de pan in de oven en gratineer tot het ei gestold is en de geitenkaas licht geroosterd is. Houd regelmatig in de gaten zodat het niet verbrandt.
10. Haal de pan uit de oven en laat het een paar minuten staan. Snijd in driehoekjes en serveer.

58. BRAD-STIJL KETOAVENA VLOKKEN

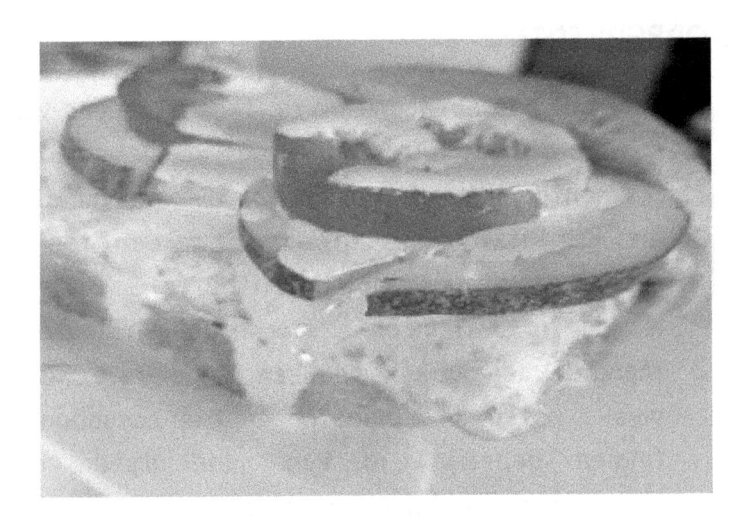

INGREDIËNTEN

- kopje (120 ml) kokosmelk 3 eidooiers
- ¼ kopje (60 ml) kokosvlokken
- theelepel (2 ml) gemalen kaneel
- 1 theelepel (5 ml) vanille-extract
- kopje (60 g) zeer gemalen noten (noten, amandelen, pecannoten, macadamianoten of een mengsel)
- 2 eetlepels (30 ml) amandelboter
- 1 / 8 theelepel (0,5 ml) zout (zonder zout als het amandelboter en zout bevat)
- 1 eetlepel (15 ml) cacaobonen (optioneel)

Dekkingen

- ¼ kopje (60 ml) kokosmelk

- 2 theelepels (10 ml) cacaobonen (optioneel)

VOORBEREIDING

1. Dit is Brads antwoord op de tegenstanders van het Keto-dieet die beweren dat ze niet zonder hun ontbijtgranen kunnen. Brad onderhandelt met het Ritz-Carlton hotel om dit gerecht toe te voegen aan zijn gezonde ontbijtbuffet ... Grapje! Bewaar de eiwitten om de macarons te bereiden.
2. Meng de melk en kokosvlokken, eidooiers, kaneel, vanille, noten, amandelboter, zout en cacaobonen (indien gebruikt) in een middelgrote pan. Verwarm op middelhoog vuur, onder voortdurend roeren, gedurende drie of vier minuten.
3. Serveer in twee kleine kommen. Giet er twee eetlepels (30 ml) kokosmelk en een theelepel cacaobonen bij. Eet meteen op.

59. EIERMUFFINS IN HAMVORMPJES

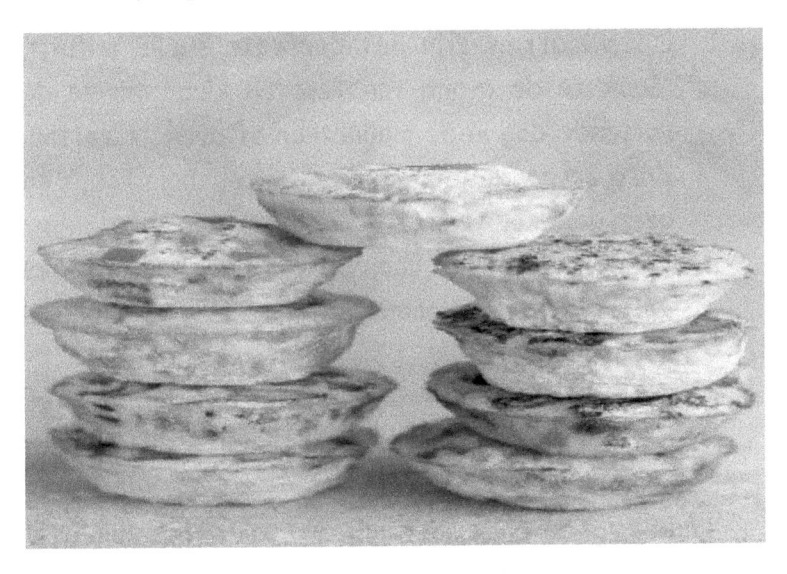

INGREDIËNTEN

- 1 eetlepel (15 ml) gesmolten kokosolie
- 6 plakjes gekookte ham (liever dun gesneden)
- 6 grote eieren
- Zout en peper naar smaak
- 3 eetlepels (45 ml) geraspte cheddar kaas (optioneel)

VOORBEREIDING

1. Deze muffins zijn het perfecte snelle ontbijt. Maak ze de avond van tevoren klaar om ze de volgende dag in de magnetron of oven te zetten. Zorg ervoor dat je goede kwaliteit ham koopt en geen goedkope worst.
2. Verwarm de oven voor op 200 °C. Bestrijk zes holtes van een cupcakevorm met gesmolten kokosolie.
3. Leg in elke holte een plakje ham en een ei. Salpimentar en strooi ½ eetlepel (7,5 ml) kaas over elk ei.
4. Bak gedurende dertien tot achttien minuten, afhankelijk van de gewenste gaarheid van de eidooiers.
5. Haal het bord uit de oven en laat het een paar minuten afkoelen voordat je de «muffins» er voorzichtig uithaalt. Zet ze in een glazen of plastic bakje in de koelkast zodat ze niet uitdrogen.

60. SPECULAAS, VEREENVOUDIGD RECEPT

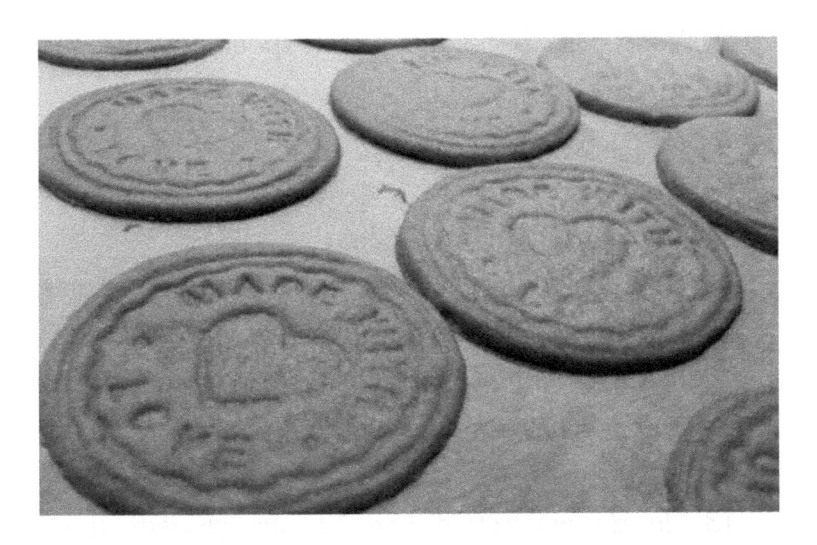

INGREDIËNTEN

- .250 g boter.
- 350 g bloem, gezeefd.
- 200 g bruine suiker
- .5g zuiveringszout.
- 1 ei.
- 1 eetlepel zout

VOORBEREIDING

9. Voor de bereiding van speculoos is een wachttijd van 12 uur vereist.
10. Meng 40 gram bloem, bakpoeder en zout in een eerste bakje.
11. Smelt de boter.
12. Doe het in een tweede bakje, voeg de bruine suiker, het ei toe en meng krachtig. Voeg dan de resterende bloem toe terwijl je roert. Meng alles en laat 12 uur in de koelkast staan.
13. Na de wachttijd van 12 uur smeert u de bakplaten in met boter.
14. Rol het deeg uit, zorg dat het minimaal dik is (maximaal 3 millimeter) en snijd het uit met behulp van vormpjes naar keuze.
15. Bak het geheel 20 minuten en houd het bakproces goed in de gaten.
16. Het is het beste om de speculoos te laten afkoelen voordat u hem eet!

61. CHAI-KRUIDENMIX

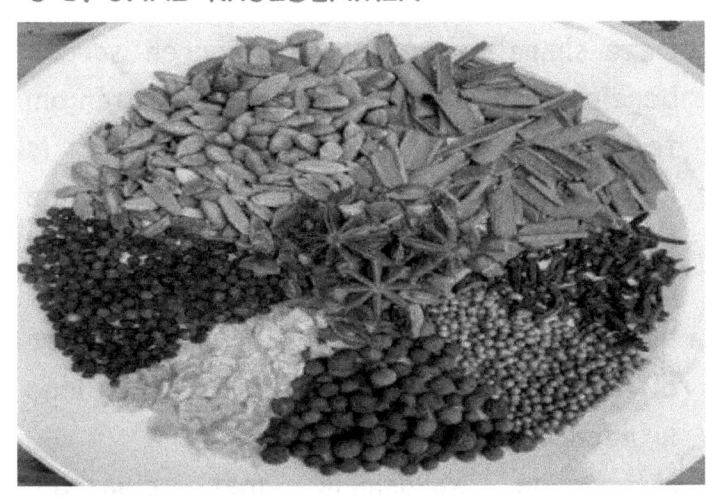

INGREDIËNTEN

- 2 theelepels (10 ml) gemalen kaneel
- 2 theelepels (10 ml) gemalen kardemom
- 1 theelepel (5 ml) gemalen gember
- 1 theelepel (5 ml) gemalen kruidnagel
- 1 theelepel (5 ml) gemalen piment

VOORBEREIDING

1. Deze simpele cake kan van tevoren worden bereid en kost slechts een paar minuten om te maken. Zet het in de koelkast en het is klaar in de ochtend. Als je het in kleine potjes met schroefdop bereidt, kun je ze overal mee naartoe nemen. Er komt meer uit het kruidenmengsel dan je nodig hebt voor dit recept; bewaar wat je krijgt in een lege kruidenpot.
2. Meng de kokosmelk met chiazaad, kruidenmengsel, vanille en stevia in een kom (gebruik eventueel een hand- of glasmixer als u een homogenere textuur wenst).
3. Verdeel het mengsel gelijkmatig over twee potten of kleine kommen.
4. Zet het mengsel minimaal vier uur in de koelkast (indien mogelijk een hele nacht), zodat het dikker wordt.
5. Voeg de toppings toe (indien gebruikt) en serveer.

6 2. ROEREI MET KURKUMA

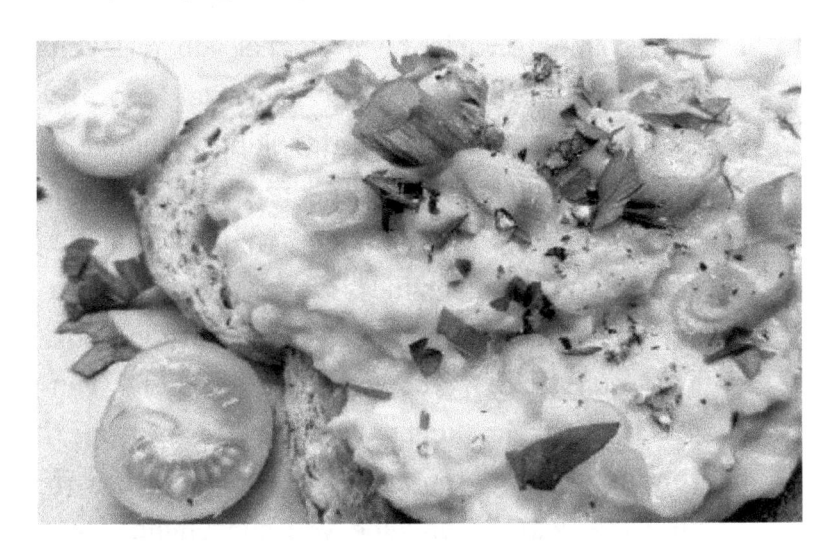

INGREDIËNTEN

- 3 grote eieren
- 2 eetlepels (30 ml) dikke room (optioneel)
- 1 theelepel (5 ml) gemalen kurkuma
- Zout naar smaak
- Versgemalen zwarte peper naar smaak
- 1 eetlepel (15 g) boter

VOORBEREIDING

1. Deze simpele variant van roerei van je leven is een heerlijke manier om de dag te beginnen en heeft ontstekingsremmende effecten. Kurkuma wordt zeer gewaardeerd in gezondheidsinstellingen omdat het de verbinding "curcumine" bevat, waarvan in verschillende onderzoeken is aangetoond dat het gunstig is voor talloze kwalen, van artritis tot kankerpreventie. Doe het niet zonder zwarte peper, want het bevat piperine, wat de opname van curcumine door het lichaam verbetert.
2. Klop in een kommetje de eieren los met de room. Voeg kurkuma, zout en peper toe.
3. Smelt de boter op middelhoog vuur in een pan. Wanneer het begint te bubbelen, giet het dan voorzichtig over het eimengsel. Roer regelmatig wanneer de eieren beginnen te stollen en kook gedurende twee of drie minuten.
4. Haal de pan van het vuur, proef, voeg indien nodig meer zout en peper toe en serveer.

6 3. KOKOSMELK

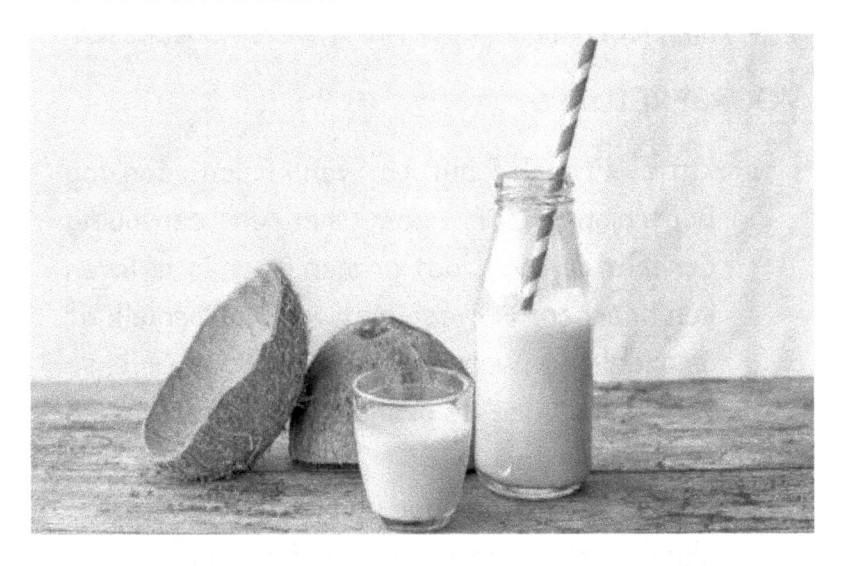

INGREDIËNTEN

- Kokosmelk en ¼ kopje verse bosbessen
- 1 kopje (100 g) rauwe amandelen
- 1 kopje (100 g) rauwe cashewnoten
- 1 kopje (100 g) rauwe pompoenpitten
- 1 kopje (100 g) rauwe zonnebloempitten
- kopje (60 ml) zachte kokosolie 1 eetlepel (15 ml) rauwe honing
- 1 theelepel (5 ml) vanille-extract
- 1 theelepel (5 ml) roze Himalayazout 1 kopje (60 g) ongezoete kokosvlokken 1 kopje (60 g) cacaobonen

Optionele ingrediënten

- kopje (180 ml) volle kokosmelk of ongezoete amandelmelk ¼ kopje (40 g) verse bosbessen

VOORBEREIDING

1. Katie French, auteur van Paleo Cooking Bootcamp, heeft een snel en eenvoudig gerecht gemaakt dat granen weer in je leven kan brengen. Serveer met volle kokosmelk of amandelmelk, verse bessen en volle Griekse yoghurt, of doe de granola in snackzakjes en neem het mee.
2. Verwarm de oven voor op 180 °C. Bekleed de plaat of een ijzeren pan met bakpapier.
3. Indien gewenst kunt u de noten en zaden fijnhakken met een keukenrobot, een handmatige hakmolen of een scherp mes.
4. Meng in een grote kom kokosolie, honing en vanille. Voeg de noten en zaden, zeezout, kokosvlokken en cacaobonen toe en roer goed.
5. Doe het granolamengsel in de ovenschaal. Bak twintig minuten, draai het een keer om, tot het licht geroosterd is.
6. Laat het mengsel een half uur afkoelen en doe het in een luchtdichte container. Bewaar het in de koelkast tot drie weken.
7. Voeg de gewenste optionele ingrediënten toe.

6 4. CURLEY-EI-SNACKS

INGREDIËNTEN

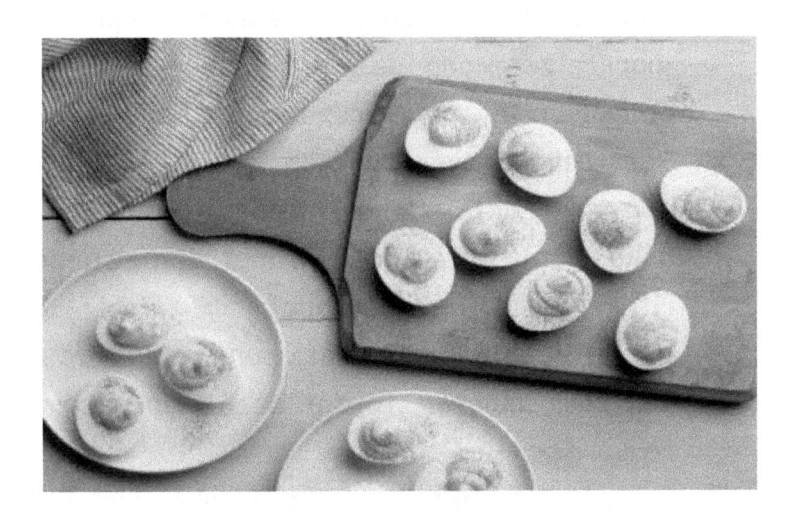

- 1 eetlepel (15 ml) kokosolie
- ¼ zeer fijngesneden ui
- 250 g rundergehakt van gras
- 1 teentje knoflookfilet
- 1 theelepel (5 ml) gemalen komijn
- 1 theelepel (5 ml) koosjer zout
- ½ theelepel (2 ml) zwarte peper
- theelepel (1 ml) cayennepeper (optioneel) 6 grote eieren
- ½ kopje (45 g) geraspte kaassoorten

VOORBEREIDING
1. Eierensnacks waren het resultaat van tien jaar reizen rond de wereld door Tyler en Connor Curley, oude vrienden van Brad.
2. Verwarm de oven voor op 200 °C. Bekleed een vierkante schaal van 15 cm met bakpapier (of vet goed in met een eetlepel [15 ml] gesmolten kokosolie).
3. Verhit de olie in een grote pan en fruit de ui een paar minuten, totdat deze bruin begint te worden.
4. Voeg het gehakt toe, roer goed en laat het ongeveer tien minuten koken, totdat de roze kleur bijna verdwenen is.
5. Duw het gehakt en de ui naar de randen van de pan. Doe de knoflook in het midden en bak het tot het zijn aroma vrijgeeft. Meng alles heel goed.
6. Voeg komijn, zout, peper en cayennepeper (indien gebruikt) toe. Roer goed en blijf nog vijf minuten koken, tot het vlees helemaal gaar is. Haal van het vuur.
7. Klop de eieren in een grote kom. Voeg een kopje van het vleesmengsel toe aan de eieren, blijf roeren zodat ze niet helemaal schiften. Voeg de rest van het vlees toe en roer goed.

8. Giet het ei-vleesmengsel in de ovenschaal. Strooi de kaas erover en bak twintig minuten. Steek een botermes in het midden; als het er schoon uitkomt, haal je het uit de oven. Laat het een paar minuten afkoelen en snijd het in hapklare vierkantjes.

6 5. WAFELS MET VLEESSAUS

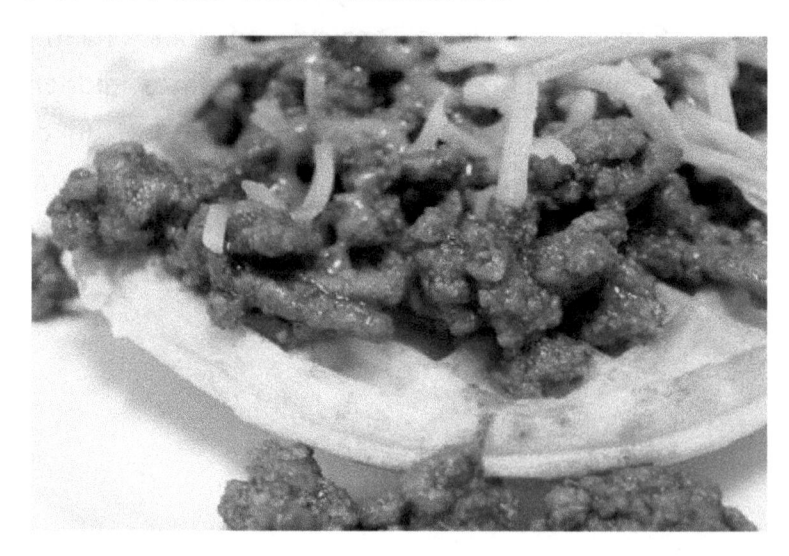

INGREDIËNTEN

Vlees saus

- 450 g gehakt van varkensvlees (of rundvlees of kalkoen)
- 1 theelepel (5 ml) gedroogde salie
- theelepel (2 ml) gedroogde tijm
- theelepel (2 ml) gemalen knoflook
- ¼ theelepel (1 ml) koosjer zout
- ¼ theelepel (1 ml) zwarte peper 300 ml volle kokosmelk (zie Opmerking)

Wafels

- 2 grote eieren

- 1 eetlepel (15 ml) gesmolten kokosolie ½ kopje (120 ml) volle kokosmelk
- kopje (80 g) amandelmeel of gedroogd vruchtenpulp (zie Opmerking) ¼ theelepel (1 ml) zout
- ½ theelepel (2 ml) gist
- 1½ theelepel (7 ml) pijlwortelpoeder

VOORBEREIDING

1. Dit recept is een goede manier om te profiteren van de pulp die overblijft na het maken van gedroogde vruchtenmelk. Ik neem liever de tijd om mijn eigen vleessaus te maken, maar gekochte worsten kunnen worden gebruikt, mits ze geen toegevoegde suiker of andere onacceptabele ingrediënten bevatten.
2. Verhit een grote koekenpan op middelhoog vuur en voeg het gehakt toe. Verkruimel het met een vork terwijl het bakt.
3. Na ongeveer vijf minuten, wanneer het varkensvlees bijna gaar is, voeg je de kruiden toe en roer je goed. Stoof nog twee of drie minuten, tot het goudbruin is. Voeg kokosmelk toe en wacht tot het kookt. Wanneer dat gebeurt, zet je het vuur lager.
4. Klop in een middelgrote kom de eieren met kokosolie en kokosmelk. Voeg het

vruchtvlees, zout, gist en pijlwortelpoeder toe. Meng goed. Het wafeldeeg zal dikker zijn dan het traditionele deeg; voeg indien nodig een beetje water toe van eetlepel tot eetlepel tot het de juiste textuur heeft.
5. Giet een beetje deeg in een wafelijzer op middelhoog vuur (je kunt ook een licht ingevette pan of grill gebruiken en pannenkoeken bakken). Haal de wafel eruit als hij klaar is en herhaal dit met de rest van het deeg.
6. Serveer de wafels bedekt met saus.

DRANKEN EN SMOOTHIES

6 6. KOFFIE MET VEEL VET

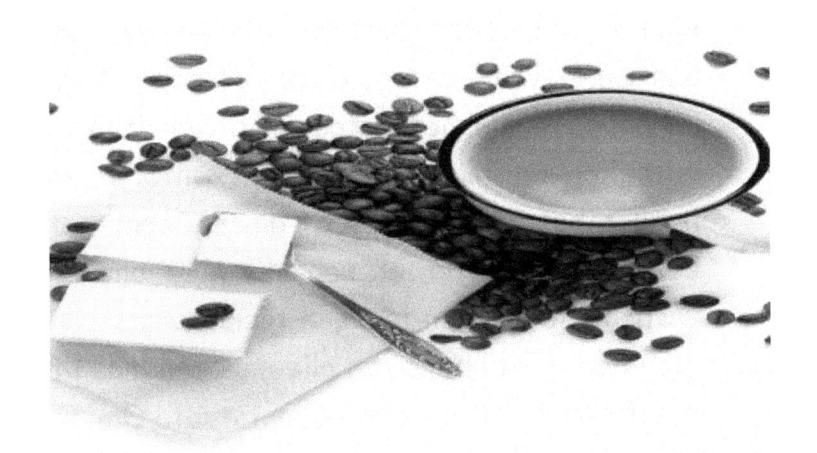

INGREDIËNTEN

- 1 kopje (250 ml) koffie van goede kwaliteit
- 1-2 eetlepels (15 tot 30 ml) ongezouten boter
- 1-2 eetlepels (15 tot 30 ml) MCT-olie (of kokosolie, hoewel MCT de voorkeur heeft)

Optionele ingrediënten

- ½ theelepel (2 ml) vanille-extract
- theelepel (1 ml) ongezoete zwarte cacaopoeder 1 eetlepel (15 ml) collageenhydrolysaatpoeder
- Een snufje gemalen kaneel

VOORBEREIDING

1. Als je vroeger elke ochtend een kopje koffie met suiker dronk, zul je het niet missen als je eenmaal begint te genieten van deze koffie, vol met heerlijke vetten die de aanmaak van ketonen stimuleren. Veel aanhangers van het ketogeen dieet drinken vetrijke koffie in plaats van ontbijt en houden het vol tot lunch of diner. Begin met een eetlepel boter en nog een MCT-olie en verhoog de dosis in je eigen tempo.
2. Klop de koffie, boter en olie met een glas of staafmixer tot er schuim ontstaat. Om te drinken.

6 7. Ketogene Proteïne Mocha

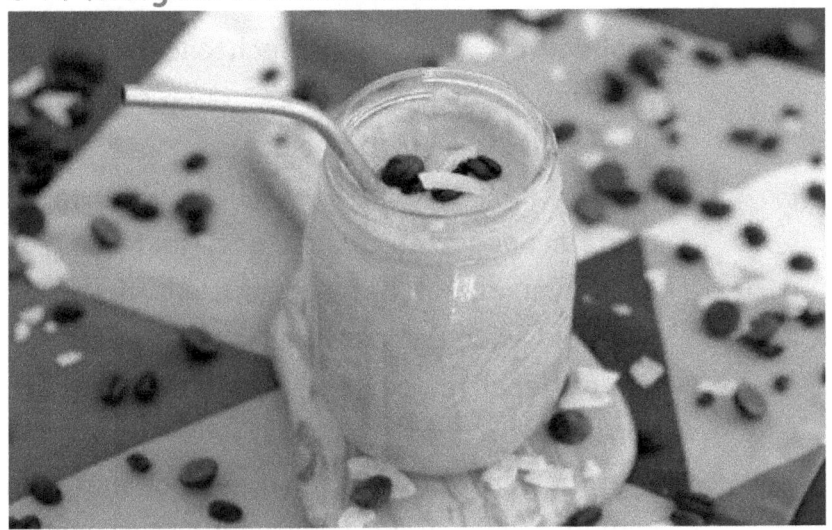

INGREDIËNTEN

- kopje (120 ml) sterke koffie of 1 dosis espresso 1 eetlepel (15 ml) ongezouten boter
- 1 eetlepel (15 ml) MCT-olie (of kokosolie, hoewel het beter is om MCT te gebruiken)
- ¼ kopje (60 ml) hele, verwarmde of verdampte kokosmelk
- 1 maatschep (20 g) maaltijdvervanger van Chocolate Coconut Primal Fuel-poeder
- ¼ theelepel (1 ml) ongezoete cacaopoeder Heet water
- Een snufje gemalen kaneel
- Slagroom of kokosmelkroom (optioneel)

VOORBEREIDING

1. Probeer dit eens na een ochtendtraining of wanneer je trek hebt in een dure suikerbom uit de cafetaria op de hoek.
2. Meng koffie, boter, olie, kokosmelk, proteïnepoeder en cacaopoeder met een glas of armmixer tot het schuimt. Als de drank te dik is, voeg dan een beetje heet water toe van eetlepel tot eetlepel tot je de gewenste consistentie hebt.
3. Giet in een hete kop en bestrooi met een snufje kaneel. Voeg eventueel wat slagroom toe.

6 8. GROENE SMOOTHIE

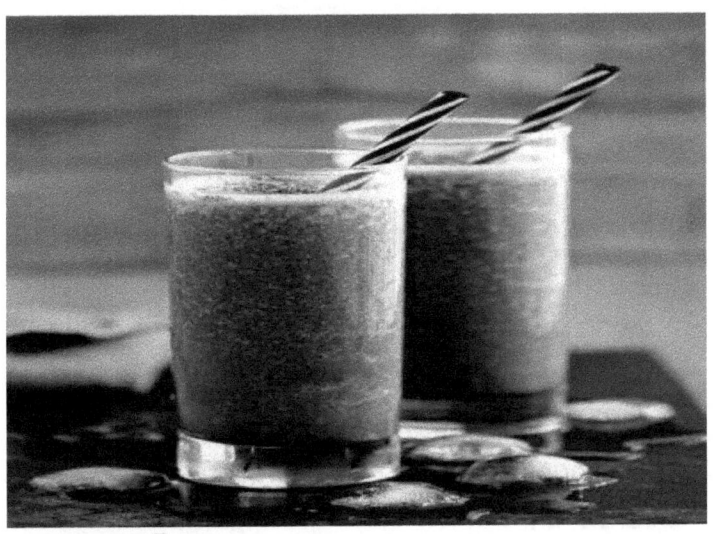

INGREDIËNTEN

- 1 blik (400 ml) volle kokosmelk
- 1 theelepel (5 ml) vanille-extract
- Een grote bos groenten, zoals boerenkool of spinazie (ongeveer 2 kopjes)
- 1 eetlepel (15 ml) MCT-olie of kokosolie
- 2 / 3 kopje (150 g) gemalen ijs
- 2 scheppen (42 g) van de Primal Fuel (Vanilla Coconut) poeder maaltijdvervanger

VOORBEREIDING

1. Chocolade Kokosnoot; of normale wei-eiwitpoeder.
2. Als u maar één minuut de tijd hebt, is deze optie fantastisch en eenvoudig.
3. Mis de kans niet om een royale portie groenten te eten.
4. Meng de kokosmelk, vanille, groenten, olie en ijs in een glazen blender.
5. Voeg het proteïnepoeder toe en mix op laag vermogen tot het is opgenomen. Om te serveren.

6 9. BIETEN-GEMBERSMOOTHIE

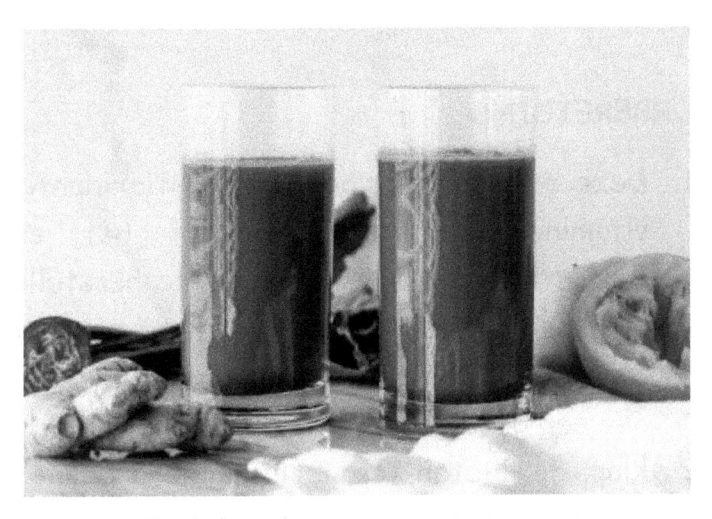

INGREDIËNTEN

- middelgrote biet (geroosterde biet is gemakkelijker te kloppen; als deze rauw is, moet deze eerst in blokjes worden gesneden)
- ¼ kopje (110 g) bosbessen, vers of bevroren
- 1 kopje (250 ml) amandelmelk of andere ongezoete gedroogde plantaardige melk
- Een grote bos groenten, zoals boerenkool of spinazie (ongeveer 2 kopjes) 10 macadamianoten
- Een stukje verse gember van 3 cm, geschild en in blokjes gesneden 2 eetlepels (30 ml) MCT-olie of kokosolie 5-10 druppels vloeibare stevia, of naar smaak (optioneel)

- 2/3 kopje (150 g) gemalen ijs

VOORBEREIDING

1. Deze smoothie zit boordevol antioxidanten, vitaminen en mineralen, wat het een fantastisch drankje maakt om te herstellen op dagen dat je heel intensief hebt getraind. Daarnaast leveren macadamianoten en MCT-olie een goede hoeveelheid gezonde vetten.
2. Klop de bieten, cranberries, amandelmelk, groenten, macadamianoten, gember, olie en stevia in een glazen blender. Een tweede cyclus kan nodig zijn als rauwe bieten worden gebruikt of als macadamianoten helemaal niet worden opgeklopt.
3. Voeg het ijs toe en klop alles tot een homogeen mengsel.

70. SMOOTHIE VAN WAT DAN OOK

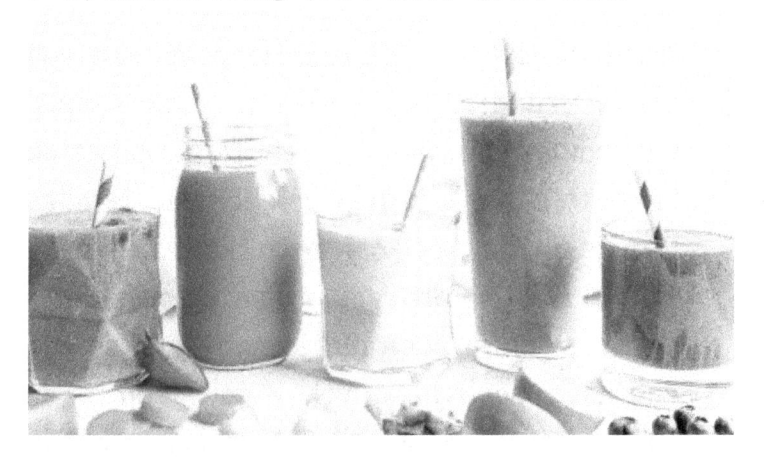

INGREDIËNTEN

- 3 kopjes (50 g) boerenkoolbladeren
- kopje (120 ml) volle kokosmelk
- middelgrote avocado (ongeveer ¼ kopje; 60 g) ¼ kopje (30 g) rauwe amandelen
- 3 paranoten
- kopje (30 g) verse kruiden (zie Opmerking)
- 2 scheppen van de Chocolate Coconut Primal Fuel poedervervanger of normale wei-eiwitpoeder
- 1 eetlepel (15 ml) cacaopoeder (indien mogelijk pure chocolade)
- 1 theelepel (5 ml) gemalen kaneel
- 1 theelepel (5 ml) roze Himalayazout
- 2 of 3 druppels pepermuntextract (optioneel)
- 1 of 2 kopjes ijsblokjes

VOORBEREIDING

1. Deze smoothie is geïnspireerd op een van Ben Greenfields favoriete ontbijtjes, beroemde triatleet en coach. Ik noem het de "smoothie van wat dan ook" omdat je alles wat je in de koelkast hebt kunt bewaren! Aarzel niet om dit recept aan te passen met de noten en kruiden die je hebt. Het is een echte maaltijd vol calorieën en voedingsstoffen, dus als je wilt, kun je het in twee porties verdelen.
2. Plaats een stoommandje in een kleine ovenschaal met 2 of 3 cm water op de bodem. Breng het water aan de kook en stoom de boerenkool gedurende vijf minuten.
3. Doe de boerenkool in een blender. Voeg kokosmelk, avocado, noten en kruiden toe. Klop op vol vermogen gedurende dertig seconden.
4. Voeg eiwitpoeder, cacaopoeder, kaneel, zout, pepermuntextract en ijs toe en klop tot een homogene textuur ontstaat.
5. Voeg indien nodig water toe tot de gewenste dikte is bereikt.

7 1. GOUDEN THEE

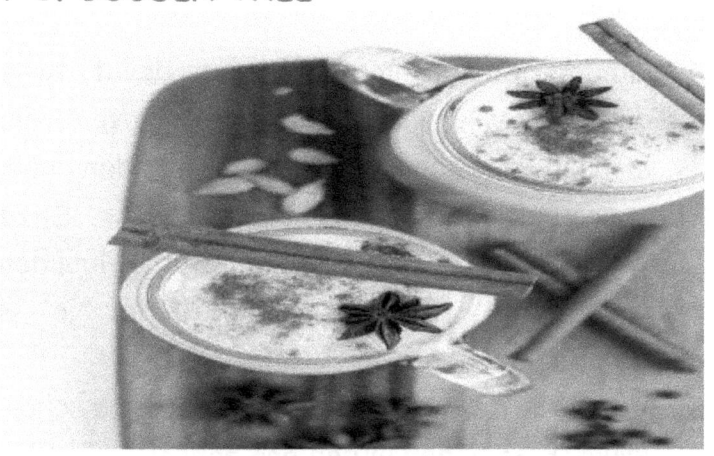

INGREDIËNTEN

- 1½ kopje (375 ml) gedroogde vruchtenmelk
- 1 theelepel (5 ml) gemalen kurkuma
- 1 theelepel (5 ml) chai-kruidenmix
- theelepel (2 ml) zwarte peper
- theelepel (2 ml) vanille-extract
- 1 eetlepel (15 ml) kokosolie of MCT-olie
- 1 eetlepel (15 ml) collageenpoeder (optioneel)
- 5-10 druppels vloeibare stevia, of naar smaak

VOORBEREIDING

1. Omdat het kurkuma en gember bevat, twee ontstekingsremmende kruiden, geloven veel mensen dat gouden melk of golden milk therapeutische eigenschappen heeft. Deze versie heeft de klassieke chai-kruiden toegevoegd. Een warme kop helpt je 's avonds te ontspannen.
2. Verwarm de melk van noten, kurkuma, chai-kruiden en peper in een pan zonder te koken. Laat het een paar minuten langzaam koken.
3. Voeg vanille, kokosolie, collageenpoeder (indien gebruikt) en stevia toe.
4. Met een staafmixer goed mixen tot er schuim ontstaat. Proef en pas de zoetheid aan met stevia (zonder te overdrijven).

7 2. Kippenbottenbouillon

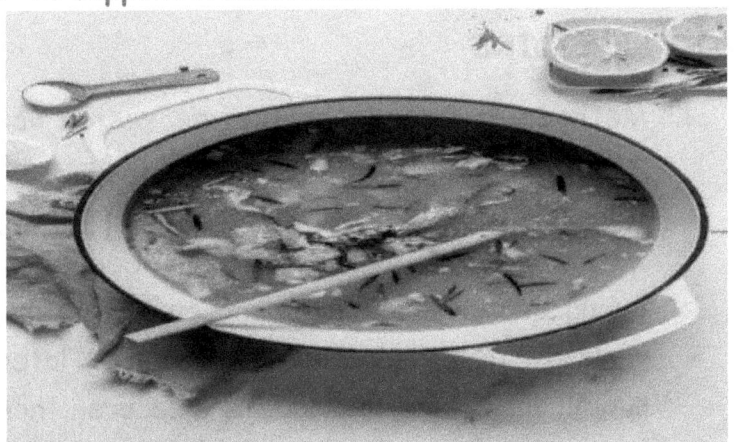

INGREDIËNTEN

- 4 kopjes (300 tot 400 g) kippenbotten of karkassen van een kip van 1,4 kg
- 2 of 3 kopjes (150 tot 300 g) groenteresten (zie Raad); of 1 grote gesneden ui, met schil en wortel als deze biologisch is geteeld, 2 stengels bleekselderij en 2 gesneden wortelen, inclusief 2 geplette teentjes knoflook
- 1 eetlepel (15 ml) gesneden verse gember
- 10 zwarte peperkorrels
- 1 laurierblad
- Verse kruiden, zoals tijm of rozemarijn (optioneel)

VOORBEREIDING

1. Methode 1: Doe de botten, de resten van groenten, knoflook, gember, peper en laurierblad in een grote pan met genoeg water om alle ingrediënten te bedekken. Breng aan de kook en, wanneer het kookt, verlaag de temperatuur om te laten sudderen. Kook gedurende enkele uren, hoe langer hoe beter, houd het waterniveau in de gaten en voeg meer vloeistof toe als het te laag wordt.
2. Methode 2: Doe de ingrediënten in een slowcooker met genoeg water om ze goed te bedekken. Dek af en regel de warmte tot een minimum. Laat het minstens acht uur koken, hoewel het resultaat beter zal zijn als het langer kookt. Je kunt de bouillon vierentwintig uur of langer koken.
3. Methode 3: Doe alle ingrediënten in een Instant Pot of een vergelijkbare elektrische snelkookpan en vul deze met water (zonder de maximale markeringslijn te overschrijden). Sluit het deksel en kook gedurende twee uur. Laat de druk op natuurlijke wijze stijgen voordat u de pan opent.

4. Wanneer de bouillon klaar is, zeef je hem met een fijne zeef en laat je hem snel afkoelen. De makkelijkste manier om dit te doen is door de stop op de gootsteen te zetten en hem halfvol met ijswater te vullen. Zet een metalen kom of een schone metalen pot in het ijswater en giet de bouillon door de zeef.
5. Wanneer de bouillon is afgekoeld, giet u deze in schone potten (bijvoorbeeld glazen potten met schroefdoppen) en zet u deze in de koelkast. U kunt de bouillon ook invriezen als u deze niet binnen een paar dagen gaat gebruiken.

7 3. NOTENMELK

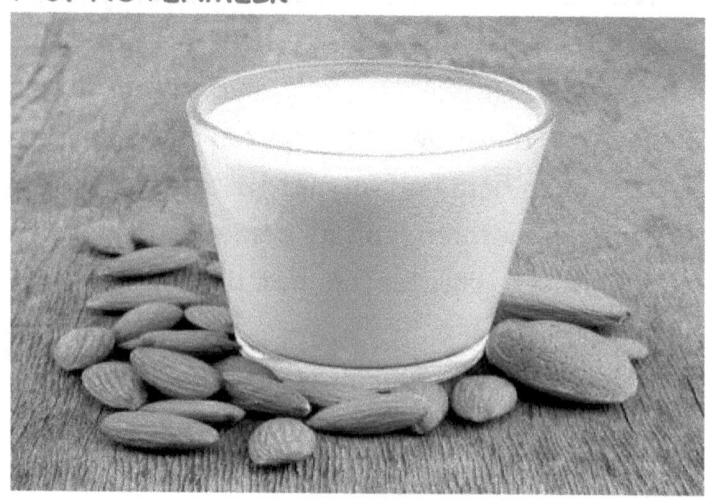

INGREDIËNTEN

- 1 kopje (100 g) rauwe noten (amandelen, hazelnoten, cashewnoten, pecannoten of macadamianoten)
- 4 kopjes (1 l) gefilterd water plus een extra hoeveelheid om te weken
- 1 theelepel (5 ml) vanille-extract (optioneel)
- ¼ theelepel (1 ml) zout (optioneel)
- theelepel (2 ml) gemalen kaneel (optioneel) Keto-dieetzoetstof, naar smaak (optioneel)

VOORBEREIDING

1. Deze melk is heerlijk en kan een fantastische optie zijn voor liefhebbers van het ketogeen dieet die veel zuivelproducten willen vermijden. Echter, commerciële notenmelk bevat vaak onaanvaardbare ingrediënten en zoetstoffen. Gelukkig is het maken ervan heel eenvoudig en kunt u de noten gebruiken die u bij de hand hebt.
2. Doe de noten in een glazen kom of pot en bedek ze volledig met gefilterd water. Laat ze minstens vier uur op kamertemperatuur staan, hoewel het beter is om ze acht uur of een nacht (tot vierentwintig uur) te laten staan.
3. Laat de noten uitlekken en was ze. Doe ze in het blenderglas en klop ze op maximaal vermogen met vier kopjes gefilterd water tot een homogene pasta.
4. Zeef door een dunne doek of een schone theedoek. Knijp het vruchtvlees uit om zoveel mogelijk melk te verwijderen (zie Tip).
5. Als u besluit om optionele ingrediënten toe te voegen, spoel dan het glas om, giet de melk en de optionele ingrediënten erbij en klop tot er een homogene textuur ontstaat.

6. Doe de gedroogde melk in een luchtdichte container en bewaar het in de koelkast. Het blijft vijf dagen goed.

7 4. VETARME MACARONI MET KAAS

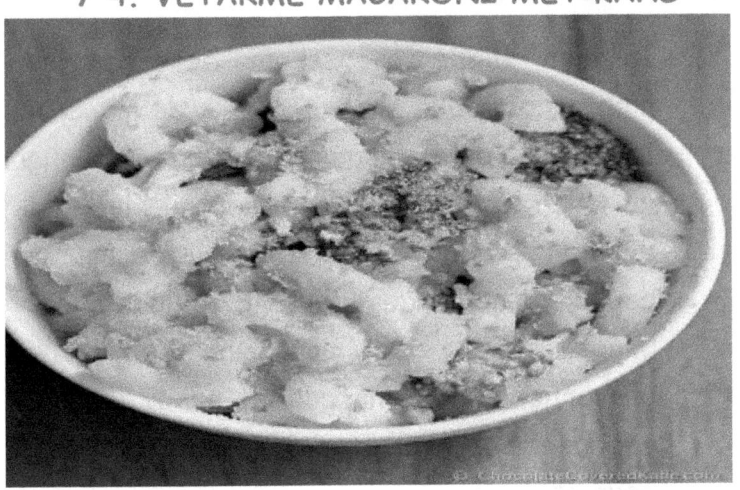

INGREDIËNTEN

- .1 1/2 tl macaroni, gekookt en uitgelekt.
- 1 kleine ui, gesnipperd.
- 9 plakjes, 2/3 oz sterke magere cheddar kaas.
- 1 blikje van 340 ml ingedampte magere melk.
- 1/2 tl. kippenbouillon met weinig natrium.
- 2 1/2 eetlepel(s) eetlepel bloem van tarwe rond
- .1/4 theelepel worcestersaus.
- 1/2 theelepel droge mosterd.
- 1/8 theelepel(s) peper.
- 3 eetlepel(s) paneermeel.
- 1 eetlepel(s) margarine, zacht

VOORBEREIDING

2. In een diepe ovenschaal bespoten met plantaardige olie spray, 1/3 van de macaroni, 1/2 van de uien en kaas verspreiden. Herhaal de lagen, eindigend met macaroni. Klop melk, bouillon, bloem, mosterd, worcestersaus en peper tot gemengd. Giet over de lagen. Meng broodkruimels en margarine, en strooi eroverheen. Bak onafgedekt op 375 graden gedurende 30 minuten tot het heet is en borrelt.

DRESSINGS, PATES EN WARME EN KOUDE SAUZEN

7 5. NEP-PINDASAUS

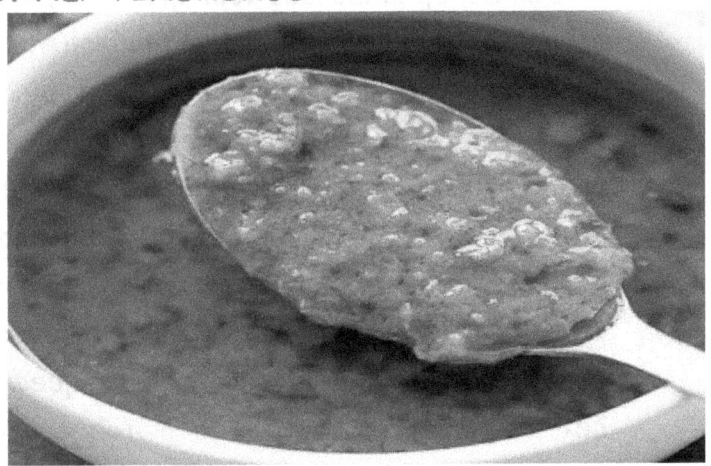

INGREDIËNTEN

- kopje (120 g) rauwe amandelboter
- kopje (120 g) volle kokosmelk
- 2 grote gesneden teentjes knoflook
- Het sap van 1 kleine limoen
- 2 eetlepels (30 ml) tamari (glutenvrije sojasaus)
- 1 eetlepel (15 ml) geraspte verse gember
- eetlepel (8 ml) geroosterde sesamolie (zie Opmerking)
- eetlepel (8 ml) avocado-olie

- ¼ theelepel (1 ml) gehakte rode peper (optioneel)

VOORBEREIDING

1. Ik ben dol op pindasaus voor groenten, kip en garnalen. Veel liefhebbers van paleolithische en ketogene diëten proberen echter pinda's te vermijden vanwege allergieproblemen, omdat ze technisch gezien een peulvrucht zijn en geen gedroogd fruit. Bovendien leveren ze meer koolhydraten dan gedroogd fruit of zaden. Gelukkig is deze pindasaus, bereid met amandelboter, net zo goed als het origineel en bevat geen toegevoegde zoetstoffen. Probeer het niet allemaal in één keer op te eten!
2. Meng alle ingrediënten in een middelgrote kom of gebruik een kleine keukenrobot of een handmixer. Bewaar in de koelkast in een luchtdichte container. Het blijft twee of drie dagen goed.

7 6. PRIMAL KITCHEN MAYONAISE DRESSING EN BLAUWE KAAS

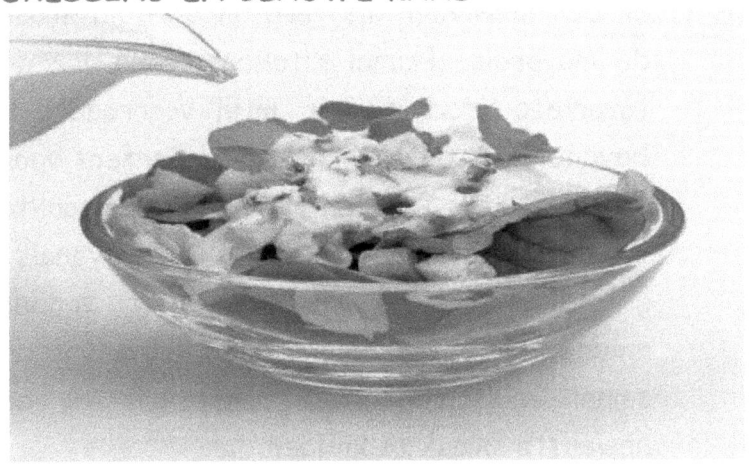

INGREDIËNTEN

- kopje (120 g) Primal Kitchen mayonaise sap van $\frac{1}{2}$ citroen
- $\frac{1}{4}$ kopje (60 ml) volle kokosmelk of dikke room
- $\frac{1}{4}$ theelepel (1 ml) zwarte peper, of meer als $\frac{1}{4}$ kopje (60 ml) verkruimelde blauwe kaas nodig is
- Zout (optioneel)

VOORBEREIDING

1. Ik ben misschien niet erg onpartijdig, maar de mayonaise Primal Kitchen is een van de favoriete producten in mijn voorraadkast. Bovendien is de intense smaak perfect voor dit recept. Je kunt ook zelfgemaakte mayonaise of andere verpakte mayonaise gebruiken als je er een vindt zonder meervoudig onverzadigde oliën, hoewel je de smaak misschien moet aanpassen om de gewenste smaak te krijgen.
2. Meng de mayonaise, citroensap, kokosmelk en peper met een garde.
3. Voeg de blauwe kaas toe en roer goed. Probeer zout en meer peper toe te voegen indien gewenst.

7 7. PERFECTE VINAIGRETTE (MET VARIANTEN)

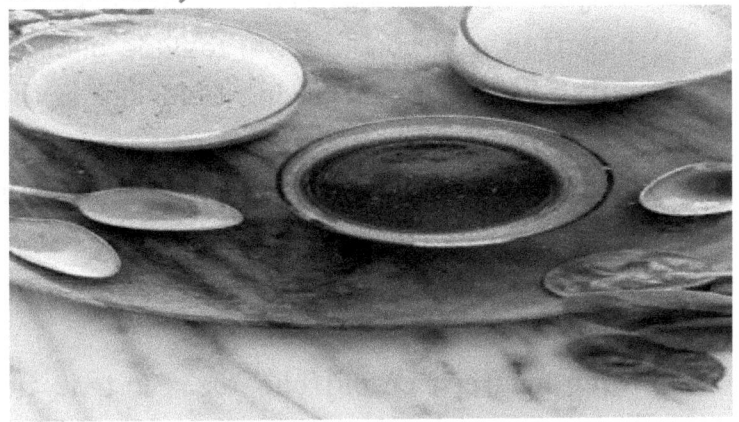

INGREDIËNTEN

- 1 kleine sjalot, zeer fijngehakt
- 3 eetlepels (45 ml) appelazijn
- theelepel (1 ml) koosjer zout
- theelepel (1 ml) zwarte peper ½ theelepel (2 ml) Dijonmosterd
- ¾ kopje (180 ml) extra vierge olijfolie

VOORBEREIDING

1. Vrijwel alle industriële saladedressings bevatten meervoudig onverzadigde oliën die ontstekingen bevorderen. Gelukkig is het snel en gemakkelijk om ze thuis te bereiden, en het is een geweldige manier om gezonde vetten aan een maaltijd toe te voegen.
2. Meng de sjalot, azijn, zout en peper in een potje met deksel.
3. Voeg mosterd en olijfolie toe. Sluit de fles goed af en schud krachtig.

Varianten

- Citroenvinaigrette: vervang de azijn door een gelijke hoeveelheid versgeperst citroensap en voeg 1 eetlepel (15 ml) citroenschil toe.
- Griekse dressing: voeg 1 theelepel (4 ml) gedroogde oregano, gedroogde basilicum en gemalen knoflook toe.

7 8. "KAAS" VAN MACADAMIA EN BIESLOOK

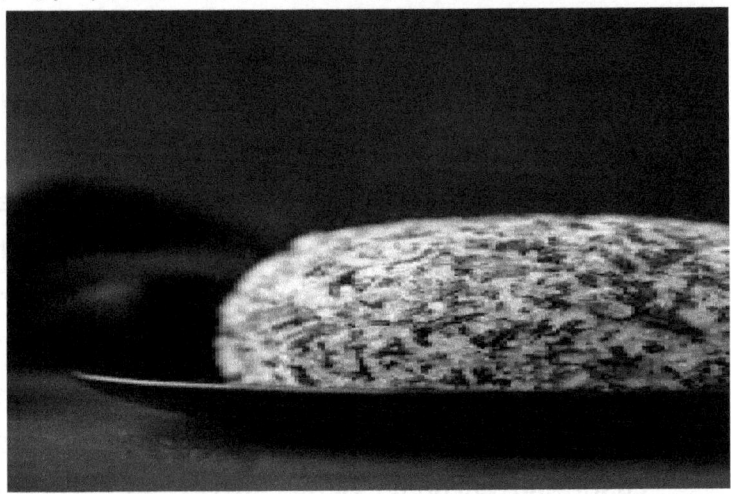

INGREDIËNTEN

- 2 kopjes (250 g) rauwe macadamianoten
- 2 eetlepels (30 ml) versgeperst citroensap
- theelepel (1 ml) fijn zeezout
- theelepel (1 ml) zwarte peper
- theelepel (1 ml) uienpoeder
- theelepel (1 ml) gemalen knoflook
- 1 of 2 eetlepels (15 tot 30 ml) heet water
- 3 of 4 eetlepels (45 tot 60 ml) verse bieslook, gesneden

VOORBEREIDING

1. De "kaas" van noten is een fantastische optie voor liefhebbers van het Keto-dieet die niet veel zuivelproducten verdragen, maar toch van de heerlijke romigheid van de kaas houden. Dit recept gebruikt macadamianoten, maar andere noten kunnen ook worden gebruikt. Cashewnoten zijn zeer veelzijdig, hoewel ze meer koolhydraten bevatten (zie het recept voor basis cashewnotenroom. Begin altijd met rauwe noten, omdat geroosterde varianten meestal onaanvaardbare oliën bevatten.
2. Met een blender of keukenrobot de macadamianoten met het citroensap, zout, peper, uienpoeder en gemalen knoflook kloppen tot het een dikke pasta vormt en strompelt. Kras de wanden indien nodig.
3. Voeg, terwijl de mixer of de keukenrobot draait, beetje bij beetje water toe tot het mengsel de gewenste consistentie heeft. U kunt stoppen als de "kaas" nog een lichte textuur heeft of doorgaan met kloppen tot het heel homogeen is.
4. Voeg de bieslook toe en druk meerdere keren op de schakelaar om alles te mengen.

79. WORTELBLADPESTO

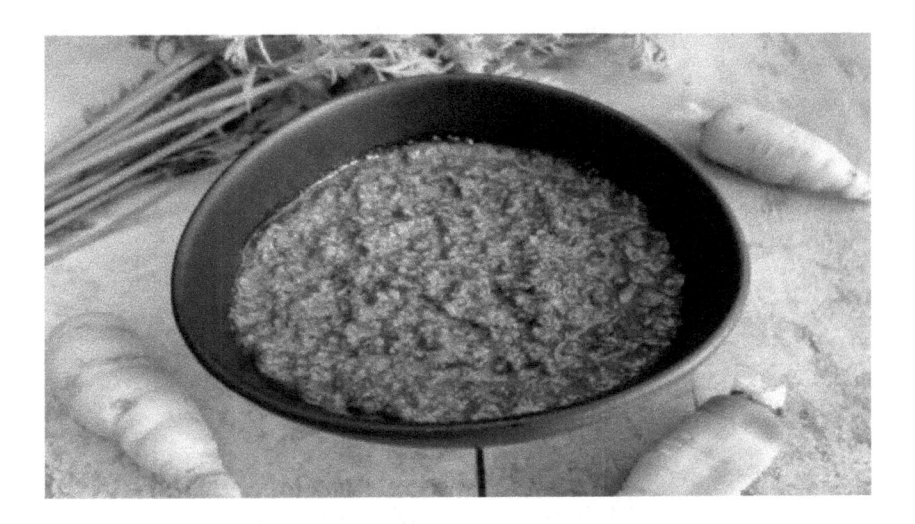

INGREDIËNTEN

- 1 kopje (30 g) wortelbladeren en -stengels
- kopje (30 g) rauwe macadamianoten
- kopje (30 g) rauwe hazelnoten
- 1 klein geperst teentje knoflook
- ¼ kopje (25 g) geraspte Parmezaanse kaas
- kopje (180 g) extra vierge olijfolie Zout en peper

VOORBEREIDING

1. Wortelbladeren worden erg onderschat. Ik bewaar ze meestal om toe te voegen aan de pot als ik een bottenbouillon maak, maar als ik genoeg bouillon heb, maak ik een beetje van deze pesto.
2. In een kleine keukenrobot, klop de wortelbladeren, noten, knoflook en kaas tot ze goed gemengd zijn. Kras de wanden van de kom.
3. Voeg, terwijl de keukenrobot draait, geleidelijk de olijfolie toe tot de pesto de gewenste consistentie heeft. Proef en breng op smaak met zout en peper.

8 0. BOTER MET CHILIPEPER EN SPEK

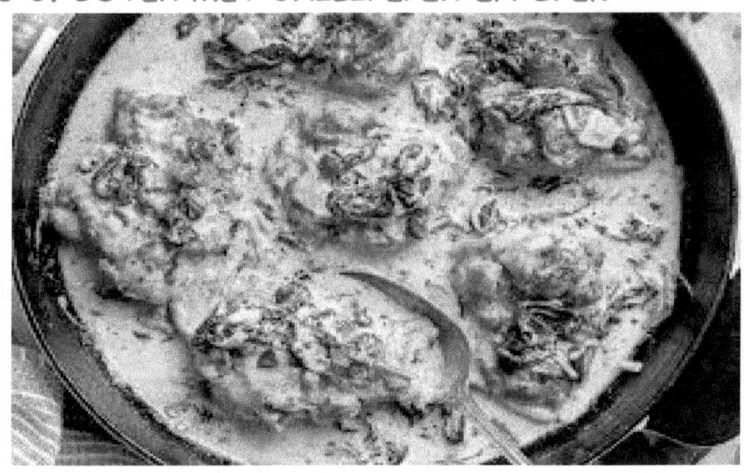

INGREDIËNTEN

- 2 plakjes spek (niet te dik)
- kopje (100 g) ongezouten boter op kamertemperatuur 1 zeer dun gesneden teentje knoflook
- theelepel (2 ml) zoete paprika
- theelepel (2 ml) hete peper
- theelepel (2 ml) gemalen gedroogde oregano
- ¼ theelepel (1 ml) gemalen komijn
- 1 / 8 theelepel (0,5 ml) uienpoeder ½ theelepel (2 ml) koosjer zout
- ¼ theelepel (1 ml) zwarte peper

VOORBEREIDING

1. Ja, je leest het goed; dit recept combineert twee van onze favoriete producten, spek en boter. Het is perfect om te smelten op een sappige biefstuk of een bord roerei. Probeer het voor de afwisseling eens met garnalenspiesjes, geroosterde spruitjes of een zeer hete zoete aardappel op de dag dat je besluit om meer koolhydraten te nemen.
2. Rooster de bacon ongeveer drie minuten in een pan tot hij knapperig is. Doe hem op een vel keukenpapier om hem te laten uitlekken. Bewaar het baconvet voor gebruik in een ander recept.
3. Snijd de boter in stukjes en doe ze in een kommetje. Plet ze met een vork.
4. Voeg knoflook, zoete en pittige paprika, oregano, komijn, uienpoeder, zout en peper toe en meng goed.
5. Verkruimel of hak het spek. Voeg het toe aan de boter en roer.
6. Verdeel het botermengsel over een stuk bakpapier van ongeveer 30 cm Vorm een cilinder en rol deze strak op. Draai de uiteinden dicht.
7. Bewaar de boter tot gebruik in de koelkast (je kunt hem ook invriezen).

8 1. KIPPENLEVERPATÉ

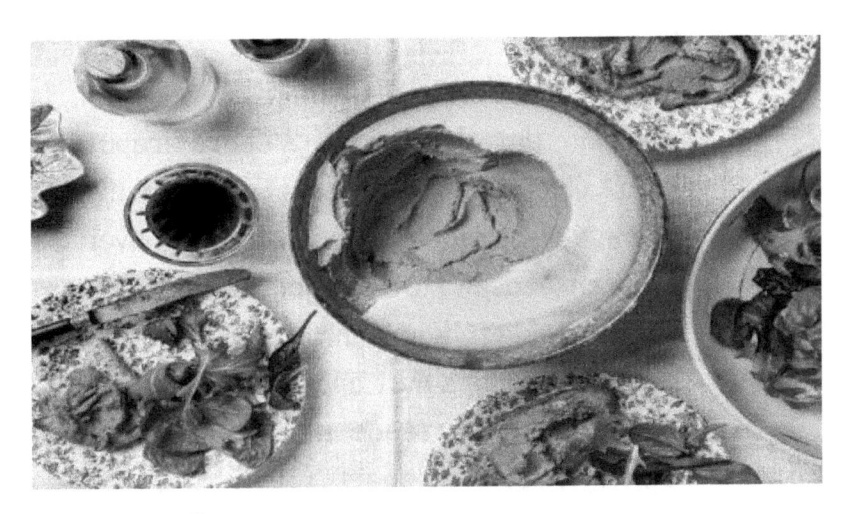

INGREDIËNTEN

- 225 g kippenlevertjes
- 6 eetlepels (85 g) boter
- 2 eetlepels (30 ml) spekvet
- kleine ui in ringen gesneden 1 grote teen knoflookfilet
- 2 eetlepels (30 ml) rode wijnazijn
- 1 eetlepel (15 ml) balsamicoazijn
- 1 theelepel (5 ml) Dijonmosterd
- eetlepel (75 ml) vers gesneden rozemarijn Zout en peper naar smaak
- Zoutvlokken (type Maldon) om te decoreren

VOORBEREIDING

1. Lever is een van de gezondste voedingsmiddelen die er zijn, dus het is jammer dat het zo'n slechte reputatie heeft. Hopelijk helpt deze smakelijke paté je om van gedachten te veranderen over dit sterrenvoedsel. Het kan gegeten worden met selderijtakken, komkommerschijfjes of rode paprika. En zelfs met appelschijfjes.
2. Verwijder de vezelige delen van de levers. Smelt twee eetlepels (30 ml) boter en spekvet op middelhoog vuur in een middelgrote koekenpan. Voeg de ui en levers toe en bak ze zes tot acht minuten.
3. Giet de knoflook erbij en bak nog een minuut. Zet het vuur wat lager en voeg de twee soorten azijn, mosterd en rozemarijn, toe. Kook ongeveer vijf minuten, tot bijna alle vloeistof verdampt is en de levers gaar zijn.
4. Verplaats de hele inhoud van de pan naar een keukenrobot. Druk meerdere keren op de schakelaar om alles te mengen. Schraap de wanden van de kom en voeg twee eetlepels (30 g) van de boter toe. Verwerk tot je een vrij homogene textuur hebt. Schraap de wanden van de kom opnieuw. Voeg de andere

twee eetlepels (30 g) boter toe en verwerk tot het een perfect homogene textuur krijgt.
5. Probeer zout en peper. Doe de pasta in individuele kommen en dek af met transparante folie. Bewaar in de koelkast. Bestrooi elke kom voor het serveren met een beetje zeezoutvlokken.

8 2. KOKOSNOOTBOTER

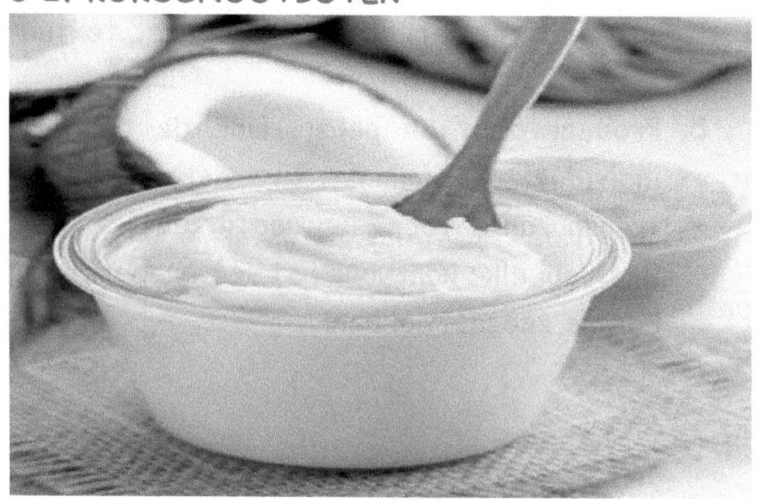

INGREDIËNTEN

- 4 kopjes (350 tot 400 g) ongezoete kokosvlokken

VOORBEREIDING

1. Als je nog nooit kokosboter hebt geprobeerd, wacht je een aangename verrassing. Je kunt het toevoegen aan koffie of smoothies, mengen met wortelgroenten, gebruiken in currygerechten of het in een dikke laag op wat appelschijfjes of een stukje pure chocolade smeren. Bovendien is het het hoofdingrediënt van vetpompen. Je wilt altijd een fles bij de hand hebben!

2. Als u een keukenrobot gebruikt: Doe de kokosvlokken in de keukenrobot en klop ze maximaal vijftien minuten. Schraap indien nodig de wanden open (sommige keukenrobots hebben wat langer nodig).
3. Als je een glazen blender gebruikt: Doe de helft van de kokosvlokken in het glas en klop een minuut. Voeg de rest toe en blijf maximaal tien minuten kloppen, waarbij je de wanden indien nodig krast. Zorg ervoor dat de blender niet te heet wordt!
4. Doe de kokosboter in een luchtdichte verpakking tot gebruik (je kunt het op kamertemperatuur bewaren). Verwarm het indien nodig vijf tot tien seconden in de magnetron voordat je het serveert.
5. Bij beide methoden doorloopt kokosboter drie fasen. Eerst wordt het heel erg verkruimeld, dan wordt het een gekorrelde vloeistof en ten slotte krijgt het een homogene textuur. Als u niet zeker weet of het proces voltooid is, probeer het dan. Het eindproduct moet homogeen en licht gekorreld zijn, zoals versgemalen notenboter.

8 3. GEROOKTE ZALMPATÉ

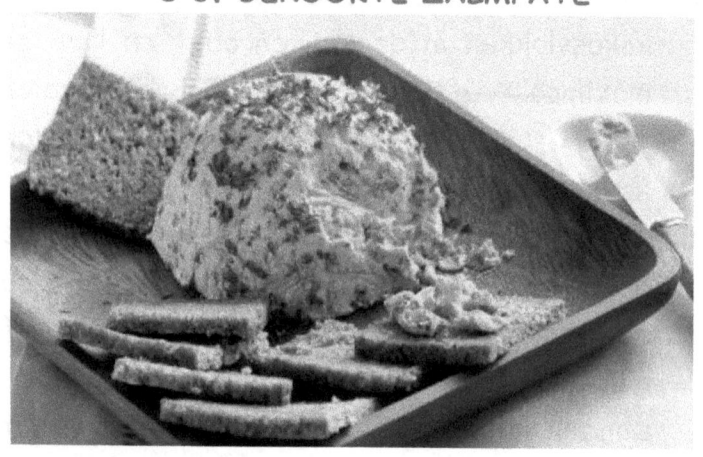

INGREDIËNTEN

- 4 eetlepels (60 g) boter op kamertemperatuur
- 1 eetlepel (15 g) extra vierge olijfolie
- 2 eetlepels (30 ml) gehakte verse bieslook
- 2 eetlepels (30 ml) gedroogde kappertjes (30 ml)
- 2 eetlepels (30 ml) versgeperst citroensap
- 225 g gekookte zalmfilet, zonder graat of vel
- 115 g gerookte zalm in kleine blokjes gesneden Zout en peper naar smaak

VOORBEREIDING

1. Het is een fantastische manier om te profiteren van restjes zalm. Deze bereiding, vol gezonde vetten, kan worden gegeten bij het ontbijt, de lunch of het avondeten, of als een gezonde snack. Het is in een kwestie van minuten gemaakt, maar het smaakt zo goed dat het de gasten van het meest selecte diner kan imponeren. Doe een paar eetlepels op wat witlof- of andijviebladeren om het elegant te presenteren.
2. Meng in een middelgrote kom de boter en olijfolie met een vork. Voeg de bieslook, kappertjes en citroensap toe.
3. Gebruik een vork om de gekookte zalm in kleine stukjes te verdelen en voeg deze toe aan het botermengsel. Voeg de gerookte zalm toe en roer goed, waarbij u deze lichtjes verkruimelt. Vul een kom, dek af en bewaar in de koelkast tot u de paté serveert.

8 4. OLIJF MET NOTEN

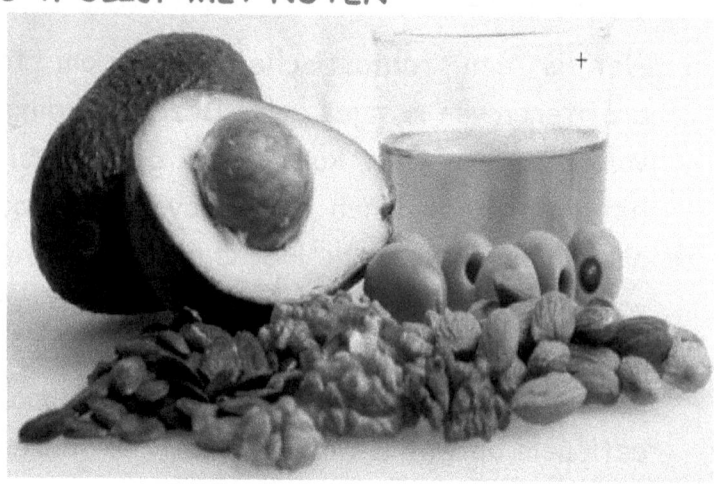

INGREDIËNTEN

- 1 kopje (250 ml) olijven zonder bot (gebruik een mengsel van groene en zwarte olijven)
- 2 ansjovisfilets in olijfolie (zie Tip)
- kopje (60 ml) gehakte walnoten 1 geplet teentje knoflook
- 1 eetlepel (15 ml) uitgelekte kappertjes
- 1 eetlepel (15 ml) gehakte verse basilicum
- 3 eetlepels (45 ml) extra vierge olijfolie

VOORBEREIDING

1. De traditionele olijf is een mengsel van olijven, kappertjes, ansjovis en uien die in de admiraliteit worden geplet en wordt meestal geserveerd met kleine toastjes. Het is een fantastische manier om deze kleine visjes, rijk aan omega-vetzuren, in ons dieet op te nemen. De knapperige toets van noten vervangt die van toast. Serveer deze olijf op plakjes komkommer of rode paprika, smeer het op de gebakken kip of voeg meer olijfolie toe om te gebruiken als saladedressing.
2. Meng de ingrediënten in een kleine keukenrobot (of in een siroop) en druk tien keer op de schakelaar. Schraap de wanden van de kom en blijf drukken tot de olijf de gewenste consistentie heeft.
3. Doe het in een kom, dek af met transparante folie en zet het in de koelkast tot het moment van serveren.

HOOFDGERECHTEN

8 5. CARNITAS UIT DE SLOWCOOKER

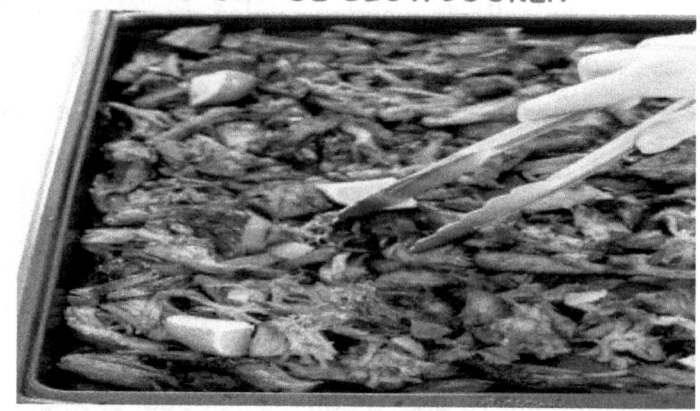

INGREDIËNTEN
- 1 theelepel (5 ml) koosjer zout
- 1 theelepel (5 ml) gemalen komijn
- 1 theelepel (5 ml) gedroogde oregano
- theelepel (2 ml) zwarte peper 1 varkensschouder zonder bot (1,8 kg)
- 1 kop (250 ml) kippen- of runderbouillon 1 sinaasappel in dunne plakjes gesneden
- Zeer fijngesneden ui
- Verse koriander gesneden
- Gesneden avocado
- Dun gesneden radijzen
- Limoenpartjes
- Jalapeño ringen

- Sla- of koolbladeren

VOORBEREIDING

1. Als er een drukke week op me wacht, bereid ik op zondag carnitas voor de hele week. De beste manier om ze op te warmen is door ze op de ovenplaat te leggen, onder de grill.
2. Meng in een kleine kom zout, komijn, oregano en peper. Verwijder overtollig vet van het vlees (we willen graag wat vet behouden, dus alleen de grote stukken hoeven te worden verwijderd). Wrijf het vlees in met het mengsel van zout en kruiden.
3. Voeg de bouillon toe aan de onderkant van een slowcooker. Leg het vlees erin en bedek het met de sinaasappelschijfjes. Kook het tussen de acht en tien uur op lage temperatuur (de voorkeursoptie) of zes uur op hoge temperatuur.
4. Haal het vlees voorzichtig uit de slowcooker en gooi de sinaasappelschijfjes weg. Trek het vlees met twee vorken uit elkaar.
5. Indien gewenst, verdeel het geraspte vlees over een bord of ovenschaal. Zet de grill aan op lage temperatuur en plaats het ovenrek ongeveer 10 cm van de warmtebron. Plaats de vleesschaal onder de grill en laat het

knapperig worden, zorg ervoor dat het niet verbrandt.
6. Verdeel in porties en serveer met optionele ingrediënten. Serveer indien gewenst met sla of koolbladeren om paleolithische taco's te bereiden.

8 6. ROEREI MET BOERENKOOL

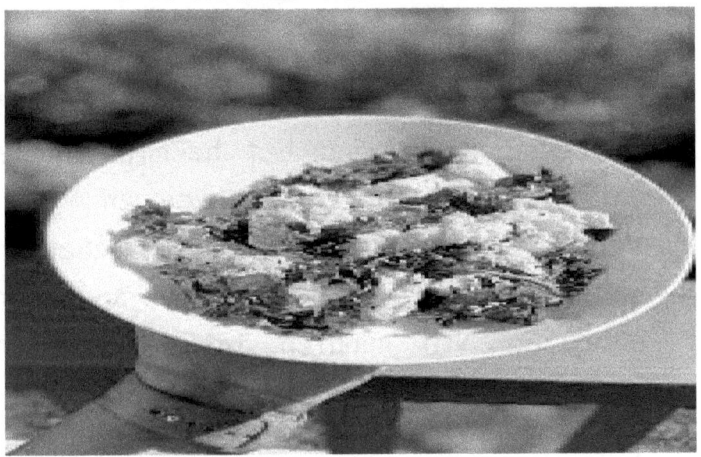

INGREDIËNTEN

- 2 eetlepels (30 ml) spekvet of avocado-olie
- kopje (50 g) gehakte rode ui en 40 g gehakte rode peper 1 teentje knoflookfilet
- 1 eetlepel (5 g) zongedroogde of gebakken tomaten (zie opmerking) 2 kopjes (475 g) carnitas in slowcooker
- 1 theelepel (5 ml) koosjer zout
- 1 theelepel (5 ml) gedroogde oregano
- $\frac{3}{4}$ theelepel (4 ml) gemalen komijn Versgemalen zwarte peper
- 2 kopjes (30 g) gehakte boerenkoolbladeren ($\frac{1}{2}$ bos) $\frac{1}{2}$ citroensap
- 1/3 kopje (30 g) geraspte cheddar kaas

VOORBEREIDING

1. Dit is een geweldige manier om overgebleven carnitas te gebruiken om een ander gerecht te bereiden. Ik vind het heerlijk om te ontbijten als ik geen zin heb in eieren.
2. Verhit het spekvet in een grote koekenpan op middelhoog vuur. Giet de ui en peper erbij. Bak vijf minuten, tot de groenten zacht beginnen te worden. Voeg de knoflook toe en bak nog een minuut.
3. Voeg tomaten en vlees toe. Meng tot het heet is.
4. Meng in een kleine kom het zout, oregano, komijn en peper. Voeg toe aan de pan en roer goed.
5. Voeg de gesneden boerenkool toe (afhankelijk van de grootte van de pan moet dit misschien twee keer gebeuren). Wanneer de boerenkool zacht begint te worden, voeg je het citroensap toe en roer je goed.
6. Bestrooi de pan gelijkmatig met kaas, zet het vuur lager en dek de pan af.
7. Bak tot de kaas gesmolten is (als de pan geschikt is voor de oven, kan deze onder de grill worden geplaatst om de bovenkant te bruinen).
8. Verdeel in twee porties en serveer.

87. NEP CUBAANSE SANDWICH

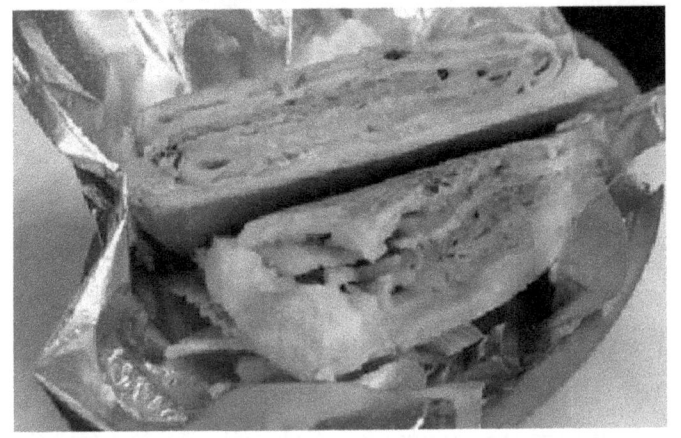

INGREDIËNTEN

- 1 theelepel (5 ml) avocado-olie
- 4 kopjes (1 kg) carnitas in slowcooker
- 1 theelepel (5 ml) koosjer zout
- Versgemalen zwarte peper
- Sap van $\frac{1}{2}$ limoen
- 1 kopje (250 ml) in plakjes gesneden augurken (normaal of pittig, niet zoet)
- 6 dunne plakjes gekookte ham (van de best mogelijke kwaliteit)
- 3 eetlepels (45 ml) Dijonmosterd
- 2 kopjes (180 g) geraspte Zwitserse kaas

VOORBEREIDING

1. Nog een fantastisch idee om te profiteren van overgebleven carnitas. Deze variant van de traditionele Cubaanse sandwich laat het brood weg en laat het beste over: de heerlijke vulling. Eet het met mes en vork of wikkel het in koolbladeren.
2. Plaats het ovenrooster op een afstand van 10 tot 15 cm van de grill en zet hem aan op de minimumtemperatuur. Gebruik avocado-olie om de ovenplaat een beetje in te vetten of een grillklare schaal. Verdeel het geraspte varkensvlees over een laag van ongeveer 2 cm. Breng op smaak en besprenkel met limoensap. Plaats onder de grill en gratineer ongeveer twee minuten, tot de bovenkant begint te bruinen.
3. Haal het bord uit de oven zonder de grill uit te zetten. Schik de komkommerschijfjes, gevolgd door de ham. Gebruik de achterkant van een lepel of spatel om de mosterd voorzichtig over de hamschijfjes te verdelen. Strooi de kaas in een homogene laag over de ham.
4. Zet het bord nog een tot twee minuten onder de grill om het gedeelte hoger te bruinen. Let op de kaas zodat deze smelt en

begint te bubbelen en bruin te worden zonder te verbranden.

8 8. GEHAKT VAN DE CAVERNES MET BOTERAMANDELEN

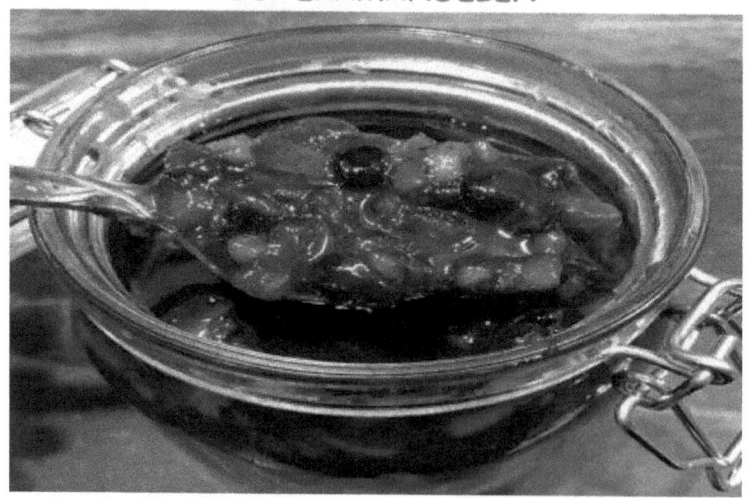

INGREDIËNTEN

- 700 g rundergehakt
- 1 theelepel (5 ml) roze Himalayazout
- theelepel (2 ml) gemalen peper
- theelepel (2 ml) gemalen kaneel
- kopje (120 ml) rauwe amandelboter

VOORBEREIDING

1. Bij zo'n eenvoudig recept is de kwaliteit van de ingrediënten het belangrijkste. Ik raad wagyu-gehakt aan, een soort Japanse koe die lijkt op Kobe (als je het niet in de winkels bij jou in de buurt kunt vinden, kun je het online bestellen). Op het eerste gezicht lijkt dit recept misschien een beetje vreemd, maar probeer het de volgende keer dat je lang moet weerstaan. Dit gerecht geeft je veel energie en een gevoel van langdurige verzadiging, waardoor je zes uur lang door een regenwoud kunt wandelen. Als het jouw beurt is om te koken, vermenigvuldig dan de ingrediënten met vijf om je klasgenoten te voeden.
2. Bak het vlees in een middelgrote koekenpan op middelhoog vuur gedurende zes tot acht minuten tot het gaar is. Voeg zout, peper en kaneel toe. Roer goed.

3. Voeg amandelboter toe aan eetlepels en roer krachtig. Haal van het vuur wanneer het goed is opgenomen. Verdeel over vier kommen en serveer direct.

8 9. LICHTE TONIJN GESTOOFD MET KRUIDEN-LIMOENDRESSING

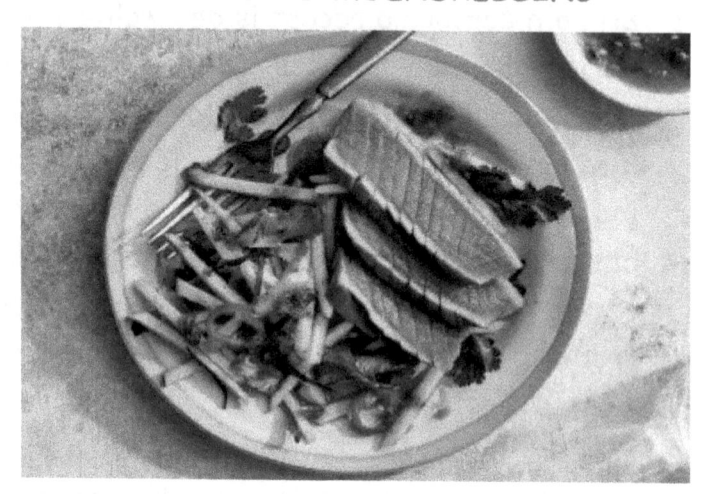

INGREDIËNTEN
- 170 g lichte tonijnsteak voor sushi
- Zeezout
- Versgemalen zwarte peper
- 2 eetlepels (30 ml) avocado-olie

Kruiden + Lima-jurk

- 1 kopje (150 g) verse koriander
- 1 kopje (150 g) verse peterselie
- 1 theelepel (5 ml) limoenschil
- Het sap van 2 kleine limoenen (1½ tot 2 eetlepels; 25 ml)
- 2 eetlepels (30 ml) tamari (glutenvrije sojasaus)
- 1 eetlepel (15 ml) geroosterde sesamolie
- 1 teentje knoflook, in dunne plakjes gesneden of geplet
- Een stukje verse gember van 2,5 cm, fijn gesneden of geraspt
- ¼ kopje (60 tot 120 ml) extra vierge olijfolie of avocado-olie Een snufje rode peper in kleine stukjes (optioneel)

VOORBEREIDING

1. Het bereiden van licht gebakken tonijn lijkt misschien moeilijk, maar dat is het niet. Als u een snel en eenvoudig gerecht wilt dat indruk maakt op uw gasten, is dit ideaal. Serveer de tonijn met een eenvoudige groene salade.
2. Snijd de tonijnsteak in twee of drie langwerpige rechthoekige stukken. Bestrooi de twee kanten van elk stuk met peper.
3. Doe de koriander en peterselie in een kleine keukenrobot (zie Opmerking). Hak de kruiden fijn. Voeg de schil en het limoensap, tamari,

sesamolie, knoflook en gember toe. Druk meerdere keren op de schakelaar om goed te mengen. Schraap de wanden van de kom.
4. Voeg langzaam de olijfolie toe terwijl de robot draait. Kras de wanden opnieuw en druk meerdere keren op de schakelaar. Als de saus te dik is, voeg dan meer olie toe totdat de gewenste consistentie is bereikt.
5. Verhit de avocado-olie in een grote koekenpan op middelhoog vuur tot het behoorlijk heet is. Leg de tonijn voorzichtig in de olie en braad deze een minuut aan elke kant zonder te bewegen. De tonijn zal in het midden roze zijn. Als je meer wilt doen, zul je de kooktijd iets moeten verlengen.
6. Haal de tonijn uit de pan, snijd hem in stukken van ongeveer 15 mm dik, voeg de dressing toe en serveer.

9 0. GEVULDE TOMATEN

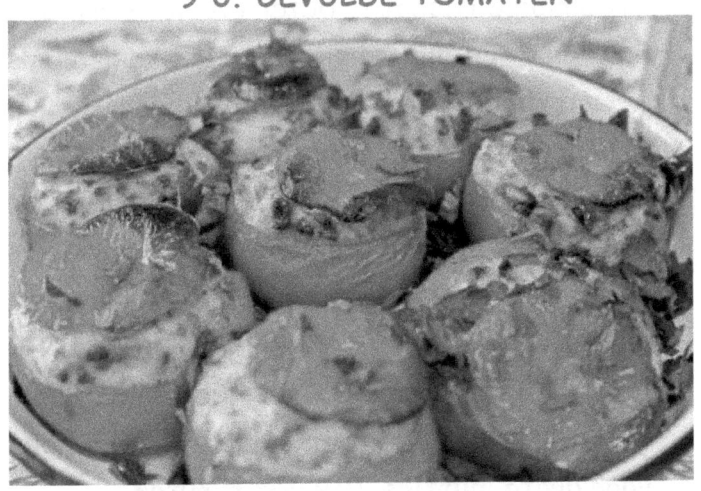

INGREDIËNTEN

- 6 middelgrote tomaten
- 225 g rundergehakt
- 1 theelepel (5 ml) gedroogde basilicum
- ½ theelepel (2 ml) koosjer zout
- theelepel (1 ml) zwarte peper 6 middelgrote eieren

VOORBEREIDING

1. Dit simpele recept is beter als het bereid is met tomaten die vers uit de tuin komen. Als je dat liever hebt, kun je kalkoen of kip gebruiken, en zelfs lamsvlees.
2. Verwarm de oven voor op 200 °C. Snijd met een scherp mes de steeltjes van de tomaten. Verwijder voorzichtig de zaadjes met een lepel en gooi ze weg.
3. Doe de tomaten in een kleine pan die geschikt is voor de oven of gebruik een bord voor grote muffins. Bak vijf minuten.
4. Bak het vlees in een middelgrote koekenpan ongeveer 25 minuten bruin, tot het gaar is. Breng op smaak met zout en peper en voeg basilicum toe.
5. Haal de tomaten uit de oven en zet alleen de grill aan (indien regelbaar, op lage temperatuur). Verdeel het vlees in zes porties en leg het met een lepel in de tomaten.
6. Pel een ei in elke tomaat en voeg nog wat zout en peper toe.

7. Zet de tomaten ongeveer vijf minuten in de oven, op een afstand van 10 tot 15 cm van de grill, tot het eiwit gestold is en de dooiers nog vloeibaar zijn.

9 1. DE BESTE GEBRADEN KIP

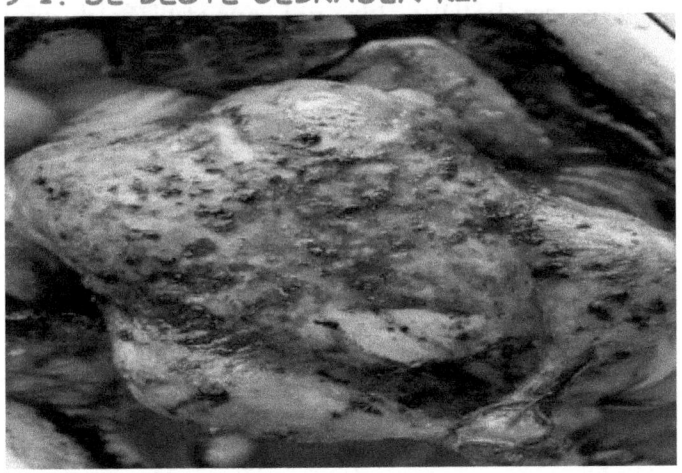

INGREDIËNTEN
- 4 halve kipfilets zonder bot en vel (ongeveer 1 kg)
- 3 eetlepels (45 ml) koosjer zout
- IJsblokjes
- 2 eetlepels (30 ml) avocado-olie
- 2 eetlepels (30 ml) kipkruiden (zorg ervoor dat er geen toegevoegde suikers in zitten)

VOORBEREIDING
1. Deze smakelijke kip zal ongetwijfeld snel een van de favoriete gerechten van het gezin worden. Hij is heerlijk met een gevarieerde salade, gewikkeld in koolbladeren met een portie Primal mayonaise of gewoon geserveerd met uw favoriete geroosterde groenten. Het geheim is pekel, waardoor de kip smakelijk en mals blijft.
2. Snijd elke kipfilet diagonaal in drie langwerpige stukken.
3. Breng een kop (240 ml) water aan de kook. Meng het kokende water en zout in een grote metalen of glazen kom. Wanneer het zout is opgelost, giet u er een liter koud water en wat ijsblokjes bij. Voeg de stukken kip toe en bedek ze met 2-5 cm koud water. Zet vijftien minuten in de koelkast.
4. Laat de kip uitlekken. Als je het zout wilt vermijden, spoel hem dan nu af, hoewel dat niet nodig is. Meng de olie en de kipkruiden

in de lege kom. Doe de kip dan in de olie. Laat een paar minuten staan.
5. Verwarm een grill op middelhoog vuur. Wanneer de grill heet is, leg je de stukken kip erop en dek je het af. Rooster ongeveer vier minuten, draai om en rooster nog drie of vier minuten, totdat de interne temperatuur 75 °C bereikt.
6. Haal de kip van de grill en serveer.

9 2. KIPSPIESJES

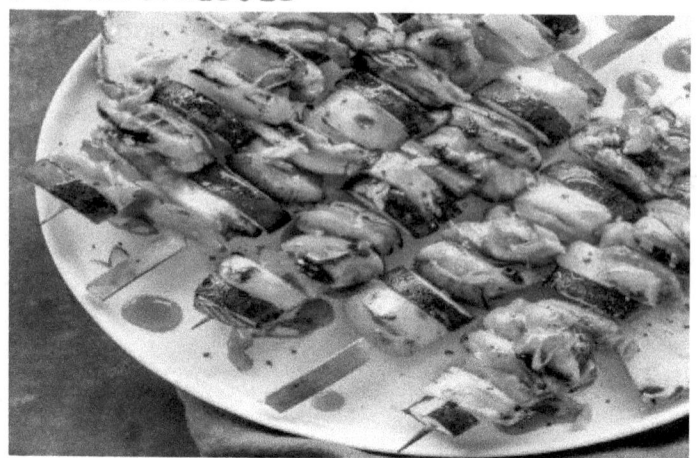

INGREDIËNTEN

- 1 kg halve kipfilets zonder bot en vel
- 24 kleine champignons (ongeveer 225 g)
- 1 grote gele ui
- 2 paprika's (kleur naar keuze)
- kopje (60 ml) avocado-olie 1 theelepel (5 ml) gedroogde oregano
- 1 theelepel (5 ml) gedroogde basilicum $\frac{1}{2}$ theelepel (2 ml) gemalen knoflook $\frac{1}{2}$ theelepel (2 ml) koosjer zout
- $\frac{1}{2}$ theelepel (2 ml) zwarte peper

- 8 korte spiesjes (geweekt in water als ze van hout of bamboe zijn)

VOORBEREIDING

1. Spiesjes zijn mijn favoriete gerecht als mensen thuiskomen om te genieten van een informele zomerbarbecue. Je kunt ze van tevoren klaarmaken, of zelfs de gasten ze laten klaarmaken. Omdat ze in een mum van tijd roosteren, hoef je niet naar de grill om te kijken terwijl je gasten plezier hebben.
2. Snijd elke kipfilet in acht of tien stukken van gelijke grootte en doe ze in een glazen kom. Was de champignons en verwijder de voetjes. Snijd de ui en paprika in grote stukken. Doe alles in een andere kom.
3. Meng de olie en kruiden. Giet de helft van het mengsel in elke kom en roer goed. Zet de twee kommen in de koelkast en laat ze twintig minuten marineren.
4. Rijg de spiesen afwisselend met kip en groenten aan de spiesen. Verwarm het ijzer voor op middelhoge temperatuur.
5. Leg de spiesen op de grill (of onder de grill) gedurende ongeveer drie minuten aan elke

kant, draai ze om zodat ze overal goed bruin worden, ongeveer
6. Tien of twaalf minuten in totaal. Controleer de kip met een direct afleesbare thermometer om er zeker van te zijn dat hij goed gaar is (de interne temperatuur moet 75 °C zijn).
7. Leg de spiesjes op een bord en serveer.

9 3. GARNALEN- EN ASPERGESCHOTEL

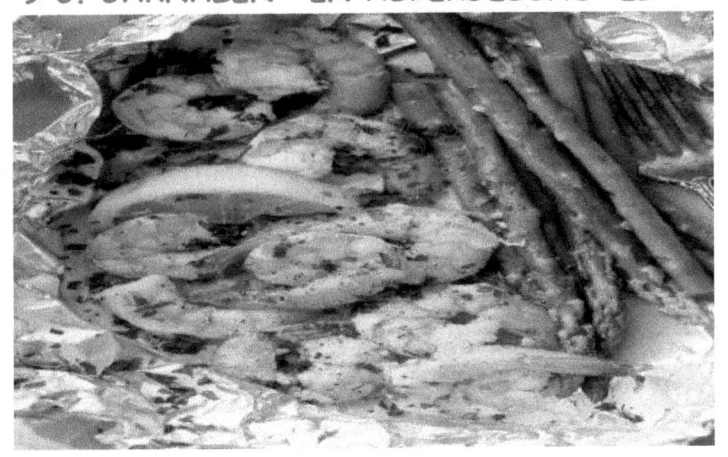

INGREDIËNTEN

- 2 eetlepels (30 ml) avocado-olie
- 3 gesneden teentjes knoflook
- 4 eetlepels (60 g) boter
- 1 bos asperges (450 g)
- 2 theelepels (10 ml) koosjer zout
- 1 theelepel (5 ml) versgemalen zwarte peper
- 680 g gepelde garnalen
- ½ theelepel (1-2 ml) gehakte rode peper (optioneel) 1 middelgrote citroen gehalveerd
- 1 kopje (90 g) geraspte Parmezaanse kaas
- 2 eetlepels (30 ml) gehakte verse peterselie (optioneel)

VOORBEREIDING

1. Ik houd er helemaal niet van om ovenschotels af te wassen, dus ik bereid mijn eten in één bak. Bovendien is dit simpele gerecht in minder dan twintig minuten klaar. Je zult het geweldig vinden!
2. Verwarm de oven voor op 200 °C. Verhit de avocado-olie in een kleine koekenpan op middelhoog vuur. Bak de knoflook tot ze hun aroma afgeven en niet bruin worden, ongeveer drie minuten. Voeg de boter toe en bak tot het begint te bubbelen. Haal van het vuur.
3. Verwijder de harde uiteinden van de asperges en leg de punten op de ovenplaat. Giet er twee eetlepels (30 ml) boter met knoflook over en draai ze een paar keer om ze goed te bedekken. Verdeel ze in een enkele laag en bestrooi ze met de helft van het zout en peper. Zet ze vijf minuten in de oven, tot ze zacht en licht geroosterd zijn.
4. Leg de asperges in de ene helft van het bord. Leg de garnalen in de andere helft. Giet de rest van de boter met knoflook erover en draai ze een paar keer om ze goed te bedekken. Verdeel ze in een enkele laag en bestrooi ze met de rest van het zout en de peper. Voeg de rode peper toe, indien gebruikt. Knijp de citroen uit over de garnalen en snijd ze in vieren. Leg de kamers tussen de garnalen.

5. Strooi de Parmezaanse kaas alleen over de asperges en zet het bord vijf tot acht minuten in de oven, tot de garnalen ondoorzichtig zijn. Giet de peterselie over de garnalen, indien gebruikt, en serveer direct.

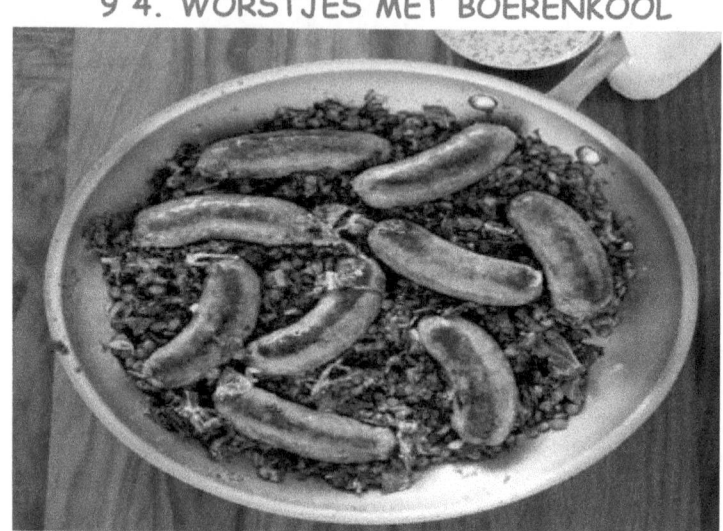

9 4. WORSTJES MET BOERENKOOL

INGREDIËNTEN

- 1 bos boerenkool van elke soort
- ½ middelgrote ui, in blokjes gesneden
- 1 pakje kippenworstjes
- 2 eetlepels (30 ml) kokosolie of avocado
- 2 eetlepels (30 ml) boter
- 8 schone en in plakjes gesneden champignons
- 1 theelepel (5 ml) koosjer zout
- ½ theelepel (2 ml) zwarte peper

- 1 kop (250 ml) kippenbouillon (bij voorkeur zelfgemaakt)
- ¼ theelepel (1 ml) gehakte rode peper (optioneel)

VOORBEREIDING

1. Als een van je vrienden of familieleden zegt dat ze geen boerenkool lusten, laat ze dan een hapje van dit gerecht proeven. Dit recept kan naar smaak worden aangepast door de gewenste groenten en elk type worst toe te voegen. Probeer verschillende combinaties om te zien welke je het lekkerst vindt. Zorg er echter voor dat je worsten kiest die alleen schone ingrediënten bevatten, zonder toegevoegde suikers, nitraten en dergelijke.
2. Snijd met een scherp mes de dikke stengels van de boerenkool die in de bladdelen zitten. Snijd ze in stukken van een formaat dat vergelijkbaar is met gesnipperde ui. Snijd de boerenkoolbladeren in dunne reepjes.
3. Snijd de worsten in stukken van 2,5 cm. Verhit een eetlepel (15 ml) olie in een grote pan. Leg de helft van de worsten in een enkele laag en bak ze tot ze goudbruin zijn. Draai ze om en bak ze twee minuten aan de andere kant. Haal ze eruit en herhaal de handeling met de andere helft van de worsten. Haal ze uit de pan.

4. Verhit de andere eetlepel (15 ml) olie op middelhoog vuur in de pan. Voeg de ui en gesneden boerenkoolstengels toe en bak de groenten ongeveer vijf minuten, tot ze zacht beginnen te worden. Duw de groenten naar de rand van de pan en smelt de boter in het midden. Voeg de champignons toe en bak ze een paar minuten. Voeg zout en peper toe. Roer goed.
5. Voeg de boerenkoolbladeren toe en meng alles. Bak gedurende drie tot vijf minuten, tot de bladeren zacht zijn. Doe de worstjes terug in de pan, samen met de bouillon en gehakte rode peper, indien gebruikt. Verhoog het vuur een beetje. Wanneer de vloeistof begint te koken, verlaag je het vuur en wacht je tot bijna alles is verdampt. Probeer zout toe te voegen indien nodig. Serveer direct.

9 5. GEBAKKEN ZALM MET DILLE-AIOLI

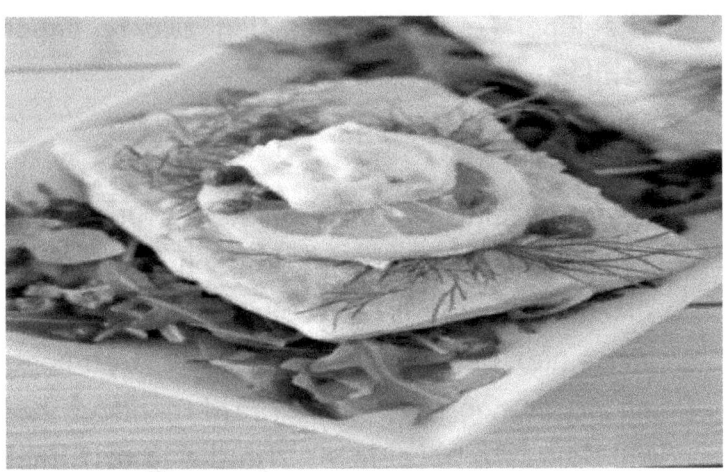

INGREDIËNTEN

- 4 zalmfilets met vel, elk circa 170 g
- eetlepel (7,5 ml) avocado-olie Schil van $\frac{1}{2}$ grote citroen
- Kosjer zout
- Versgemalen zwarte peper

Alioli om te laten vallen

- ½ kopje (120 ml) Primal Kitchen-mayonaise of andere mayonaise die geschikt is voor het paleolithische dieet
- 2 kleine gesneden teentjes knoflook
- 2 theelepels (15 ml) versgeperst citroensap
- 1 eetlepel (15 ml) gehakte verse dille
- theelepel (1 ml) koosjer zout
- theelepel (1 ml) versgemalen zwarte peper schil van ½ grote citroen

VOORBEREIDING

1. Deze zalmfilet, gebakken op lage temperatuur, smelt in de mond. Op deze manier bereid, is de zalm mooi roze, dus wees niet bang als je hem uit de oven haalt en hij er nog rauw uitziet. Integendeel, het zal de beste bereide vis zijn die je ooit hebt gegeten!
2. Verwarm de oven voor op 135 °C. Doe de zalmfilets in een ijzeren pot of ovenschaal. Meng de olie met de helft van de citroenschil en bestrijk de bovenkant van de vis. Zout en peper Bak de zalm tussen de zestien en achttien minuten, totdat deze met een vork in kleine stukjes kan worden verdeeld.

3. Terwijl de zalm in de oven zit, meng je de mayonaise met de knoflook, de schil en het citroensap, de dille, het zout en de peper.
4. Serveer de zalm met de aioli.

9 6. KALKOEN-KOOLROLLETJES

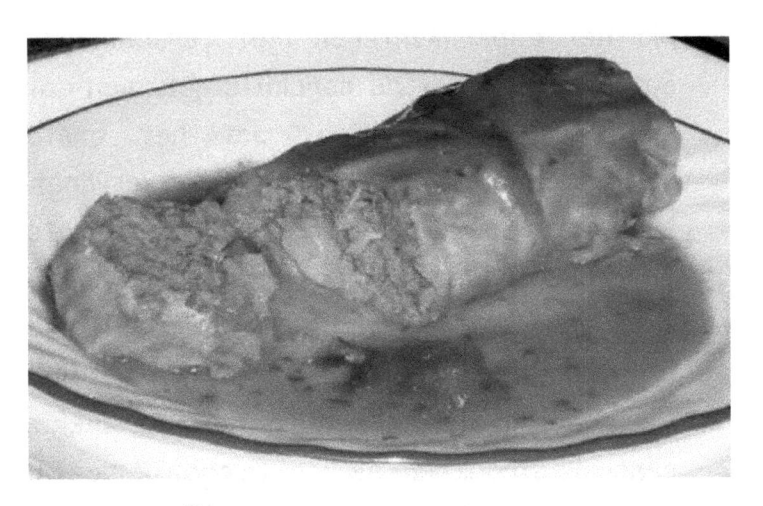

INGREDIËNTEN

- 2 koolbladeren, hoe groter hoe beter
- 4 plakken kalkoenfilet van goede kwaliteit (zonder toegevoegde suikers of nitrieten of andere schadelijke ingrediënten)
- 4 plakjes spek door de pan gehaald
- 2 plakjes Zwitserse kaas, gehalveerd

- ½ kopje (120 ml) paleolithische koolsalade

VOORBEREIDING

1. Na het experimenteren met verschillende opties, ben ik tot de conclusie gekomen dat kool het ingrediënt is dat het beste platbrood en Mexicaanse tortilla's vervangt. Het heeft een zeer milde smaak en de grote en dikke bladeren houden de vulling goed vast. Deze sandwich is een beetje ingewikkeld om te eten, maar hij is geweldig.
2. Verwijder met een scherp mes de dikke, centrale stronk van de kool (mogelijk moet u het blad een klein beetje insnijden, zodat de vorm van een hart overblijft).
3. Leg in het midden van elk blad twee plakjes kalkoen, twee plakjes spek en twee halve plakjes kaas, waarbij u een randje aan de randen overlaat. Doe met een lepel ¼ kopje (60 ml) coleslaw op elk blad, dicht bij de

bovenkant (weg van het uiteinde van de steel).

4. Begin bovenaan, wikkel de coleslaw met het puntje van het blad en rol de sandwich op. Vouw de randen dicht als een burrito. Sluit de broodjes met twee eetstokjes per stuk en snijd ze doormidden om te serveren.

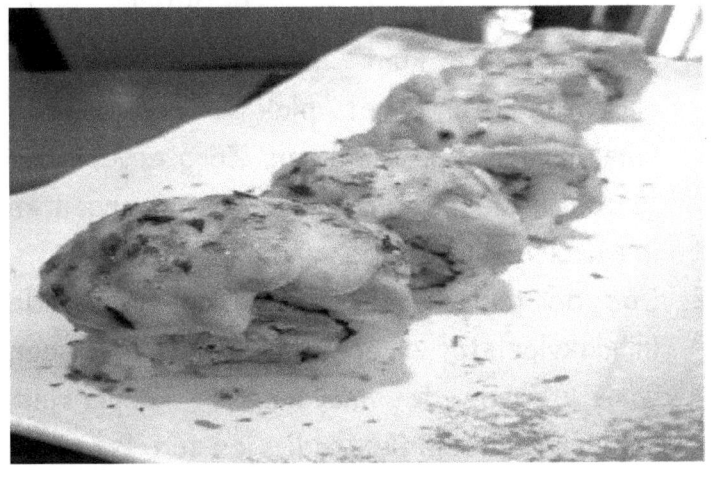

9 7. KNAPPERIGE TONIJNSALADE

INGREDIËNTEN

- 2 blikjes tonijn van 140 g (niet laten uitlekken)
- ½ kopje (120 ml) Primal Kitchen-mayonaise of andere mayonaise die geschikt is voor het paleolithische dieet
- 2 eetlepels (30 ml) uitgelekte kappertjes

- 1 in blokjes gesneden stengel bleekselderij
- 1 kleine wortel, in blokjes gesneden
- 4 in blokjes gesneden radijzen
- Zout en peper naar smaak
- kopje (60 g) gefileerde amandelen 2 eetlepels (15 g) zonnebloempitten

VOORBEREIDING

1. Een ander idee is om koolbladeren te gebruiken. Je kunt deze salade ook met groenten eten, met plakjes radijs, met komkommerchips of alleen. Zorg ervoor dat je tonijn kiest die duurzaam is gevangen en in water of olijfolie is verpakt.
2. Doe de tonijn in een kom samen met de inmaakvloeistof. Verkruimel het met een vork. Voeg de mayonaise, kappertjes, selderij, wortelen en radijsjes toe. Proef en breng op smaak met zout en peper.
3. Hak de amandelen fijn met een koksmes. Voeg ze vlak voor het serveren toe aan de tonijnsalade en bestrooi alles met zonnebloempitten.

9 8. Kip gevuld met nopales

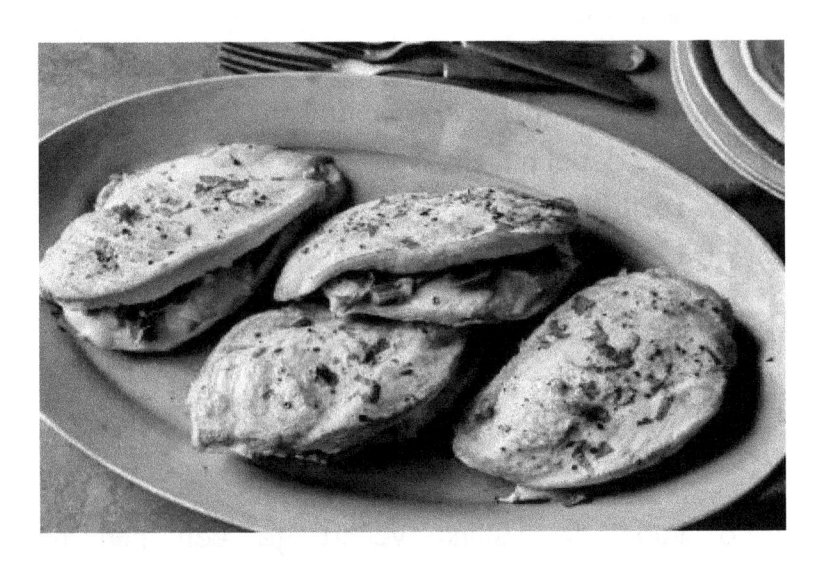

INGREDIËNTEN

- 1 eetlepel olie
- 1/2 kopje witte ui, gefileerd
- 1 kopje nopal, in reepjes gesneden en gekookt
- genoeg zout
- genoeg oregano
- genoeg peper
- 4 kipfilets, platgeslagen
- 1 kopje Oaxaca-kaas, geraspt
- 1 eetlepel olie, voor de saus
- 3 teentjes knoflook, fijngehakt, voor de saus
- 1 witte ui, in achten gesneden, voor de saus

- 6 tomaten, in vieren gesneden, voor de saus582
- 1/4 kopje verse koriander, vers, voor de saus
- 4 guajillo-pepers, voor de saus
- 1 eetlepel piment, voor de saus
- 1 kopje kippenbouillon, voor de saus
- 1 snufje zout, voor de saus

VOORBEREIDING

6. Voor de vulling verhit je een pan op middelhoog vuur met de olie, bak je de ui met de nopales tot ze geen kwijl meer afgeven, breng je het geheel op smaak met zout, peper en oregano. Reserveren.
7. Leg de kipfilets, gevuld met de nopales en Oaxaca-kaas, op een plank, rol ze op, kruid ze met zout, peper en een beetje oregano. Zet ze indien nodig vast met een tandenstoker.
8. Verhit een grill op hoog vuur en bak de kiprolletjes tot ze gaar zijn. Snijd de rolletjes en bewaar ze warm.
9. Voor de saus, verhit een pan op middelhoog vuur met de olie, bak de knoflook met de ui tot je een gouden kleur krijgt, voeg de

tomaat, de koriander, de guajillo chili, de piment, de korianderzaadjes toe. Kook gedurende 10 minuten, vul met de kippenbouillon, breng op smaak met zout en kook nog 10 minuten. Laat licht afkoelen.
10. Meng de saus tot je een homogeen mengsel krijgt. Serveer op een bord als spiegel, leg de kip erop en geniet.

9 9 . Mini Gehaktbrood Met Spek

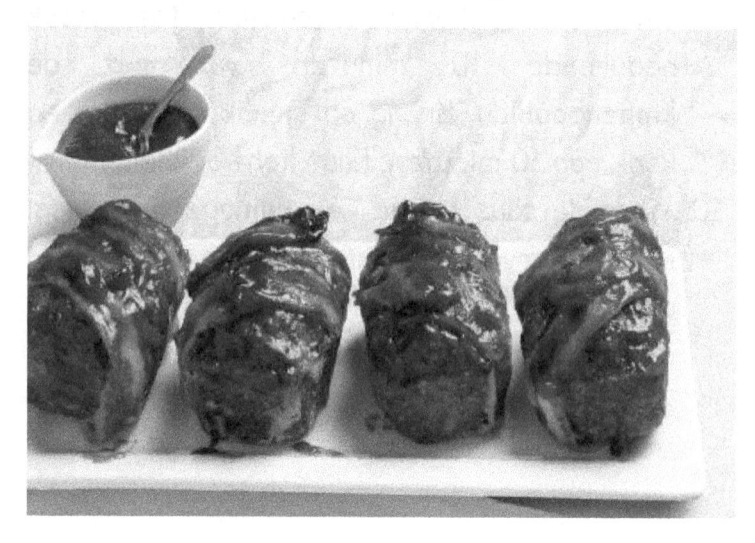

INGREDIËNTEN

- 1 kilo rundergehakt
- 1/2 kopje gemalen brood
- 1 ei
- 1 kopje ui, fijngehakt
- 2 eetlepels knoflook, fijngehakt
- 4 eetlepels ketchup
- 1 eetlepel mosterd
- 2 theelepels peterselie, fijngehakt
- genoeg zout
- genoeg peper
- 12 plakjes spek
- genoeg ketchupsaus, om te lakken
- genoeg peterselie, om te versieren

VOORBEREIDING

6. Verwarm de oven voor op 180 °C.
7. Meng in een kom het gehakt met het paneermeel, het ei, de ui, de knoflook, de ketchup, de mosterd, de peterselie, het zout en de peper.
8. Neem ongeveer 150 g van het vleesmengsel en vorm het met behulp van je handen in een cirkelvorm. Wikkel het in spek en leg het op een ingevette bakplaat of bakpapier. Bestrijk de bovenkant van de cupcakes en spek met ketchup.
9. Bak gedurende 15 minuten of totdat het vlees gaar is en het spek goudbruin is.
10. Serveer met peterselie, salade en pasta.

100 . Kippengaas met kaas

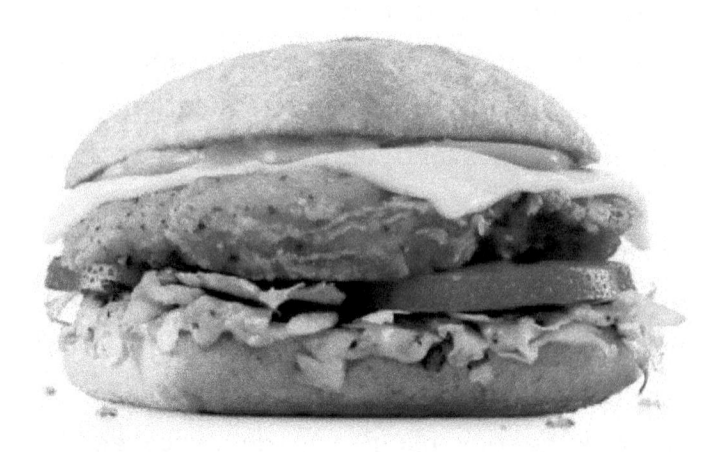

INGREDIËNTEN

- 1/2 kopje chorizo, verkruimeld
- 1/2 kopje spek, gehakt
- 2 eetlepels knoflook, fijngehakt
- 1 rode ui, in stukken gesneden
- 2 kipfilets, zonder vel, zonder bot, in blokjes gesneden
- 1 kopje champignons, gefileerd
- 1 gele paprika, in stukken gesneden
- 1 rode paprika, in stukken gesneden
- 1 paprika, oranje, in stukken gesneden
- 1 pompoen, in halve maantjes gesneden
- 1 snufje zout en peper
- 1 kopje Manchego-kaas, geraspt

- om te proeven van maïstortilla's, om te begeleiden
- naar smaak saus, om te begeleiden
- naar citroensmaak, om te begeleiden

VOORBEREIDING

4. Verhit een koekenpan op middelhoog vuur en bak de chorizo en spek tot ze goudbruin zijn. Voeg de knoflook en ui toe en bak tot ze glazig zijn. Voeg de kip toe, breng op smaak met zout en peper en bak tot ze goudbruin zijn.
5. Zodra de kip gaar is, voeg je de groenten één voor één toe, en laat je ze een paar minuten koken voordat je de volgende toevoegt. Voeg als laatste de kaas toe en kook nog 5 minuten zodat deze smelt, en breng de kruiden aan.
6. Serveer de draadjesvleesreepjes heel heet, met maïstortilla's, salsa en citroen.

CONCLUSIE

Vetarme diëten worden gezien als een populaire methode om af te vallen.

Koolhydraatarme diëten worden echter in verband gebracht met meer gewichtsverlies op de korte termijn, meer vetverlies, minder honger en een betere bloedsuikerspiegel.

Hoewel er meer onderzoek nodig is naar de langetermijneffecten van elk dieet, tonen onderzoeken aan dat koolhydraatarme diëten net zo effectief kunnen zijn voor gewichtsverlies als vetarme diëten - en verschillende extra voordelen kunnen bieden voor gewichtsverlies. gezondheid.

Of u nu kiest voor een koolhydraatarm of vetarm dieet, houd er rekening mee dat het volhouden van een eetpatroon op de lange termijn een van de belangrijkste factoren is voor succes bij zowel gewichtsverlies als algemene gezondheid.